医学免疫学学习指导

主　编　宝福凯　吴虓东

副主编　姜雨薇　罗夙医　严　敏　石琳熙　杨敬宁

编　委　（按姓氏笔画排序）

马碧书　王　峰　孙　乐　孙　玲　石琳熙
李　莉　李　珺　李冰雪　杨九骈　杨敬宁
严　敏　吴丽园　吴虓东　张　燕　罗　佳
罗夙医　庞文毅　宝福凯　姜雨薇　宣　群
戴书颖

科学出版社

北京

内 容 简 介

本书是编委在多年讲授临床医学本科医学免疫学课程的基础上，结合执业医师考试的基本要求，按照循序渐进的原则编写的医学免疫学学习指导，按本课程的逻辑顺序和基本内容分为二十一章，涵盖医学免疫学基础知识和应用的主要内容。每章按学习要求、内容提要、双语词汇、习题与测试的顺序，将重点内容以测试题的方式给出，通过反复强化而达有效掌握的目的，并给出各题参考答案，便于学生自我学习。

本书主要供本科生复习和自学医学免疫学课程使用，也可作为执业医师考试参考用书。

图书在版编目（CIP）数据

医学免疫学学习指导/宝福凯，吴兢东主编. —北京：科学出版社，2021.1
ISBN 978-7-03-066880-6

Ⅰ.①医… Ⅱ.①宝… ②吴… Ⅲ.①医学–免疫学–医学院校–教学参考资料 Ⅳ.①R392

中国版本图书馆 CIP 数据核字(2020)第 224908 号

责任编辑：朱 华 钟 慧／责任校对：贾娜娜
责任印制：赵 博／封面设计：陈 敬

斜 学 出 版 社 出版
北京东黄城根北街 16 号
邮政编码：100717
http://www.sciencep.com
三河市骏杰印刷有限公司印刷
科学出版社发行　各地新华书店经销
＊
2021 年 1 月第 一 版　开本：787×1092　1/16
2025 年 1 月第六次印刷　印张：7
字数：215 000
定价：29.80 元
（如有印装质量问题，我社负责调换）

前 言

本书是我们在多年讲授临床医学本科医学免疫学课程的基础上，结合执业医师考试的基本要求，按照循序渐进的原则编写的学习指导类书籍。主要内容包括：

【学习要求】 医学免疫学各章节中要求医学本科生掌握的基本内容，明确学习目的。

【内容提要】 总结出一些基本概念和基本内容，将课堂时间从忙于记笔记转到理解免疫学基本内容上，提高听课效率。

【双语词汇】 配合双语教学，给出本章主要英文词汇并解释。

【习题与测试】 将重点内容以试题的方式给出，通过反复强化而掌握相关内容。

【参考答案】 给出各题参考答案，便于学生自我学习。

由于我们经验不足，水平有限，恳请各位老师和学生在使用过程中提出意见和建议，以便今后修订使之日臻完善。

编 委

2020 年 3 月

目　录

第一章　医学免疫学绪论

【学习要求】

1. 掌握　免疫的概念，免疫系统的组成、基本功能及其生理、病理表现；

2. 熟悉　固有免疫与适应性免疫的概念及不同特点；

3. 了解　异常的免疫应答与疾病关系、免疫学的应用及免疫学发展简史。

【内容提要】

一、免疫的几个基本概念

1. 免疫（immunity）　现代免疫的概念指免疫系统识别并排除抗原异物，以保护机体内环境稳定与平衡的一种生理反应。

2. 免疫应答（immune response）　指免疫系统识别和清除抗原的整个过程。

3. 免疫系统（immune system）　机体行使免疫功能的机构，由免疫器官（组织）、免疫细胞和免疫分子组成。

4. 免疫学（immunology）　免疫学是一门主要研究免疫系统的结构及其功能的生物科学。

二、免疫系统的基本功能

1. 免疫防御（immune defense）　即抗感染免疫，主要防御及清除外来异物入侵。

（1）生理表现：抗感染。

（2）病理表现：反应过高——超敏反应；反应过低——免疫缺陷。

2. 免疫监视（immune surveillance）　识别与清除体内突变和畸变细胞。此功能异常时可发生肿瘤或持续的病毒感染。

3. 免疫内环境稳定（immune homeostasis）　免疫系统维持自身内环境平衡与稳定的功能，包括免疫耐受和免疫调节。免疫耐受使机体免疫系统对外来抗原产生免疫应答，对自身正常组织细胞不产生免疫应答，区分"自己"与"非己"；自身耐受被打破则可出现自身免疫病。免疫调节网络既能调节免疫系统本身，亦参与机体整体功能的调节。

三、免疫系统简介

免疫系统是机体执行免疫应答，发挥免疫功能的组织系统，由免疫器官和组织、免疫细胞及免疫分子组成。

1. 免疫器官（immune organ）　是免疫细胞发生、分化、发育、成熟或定居及介导免疫应答的场所，人的免疫器官按其发生和功能不同分为：

（1）中枢免疫器官（central immune organ）：包括骨髓（bone marrow）和胸腺（thymus），是免疫细胞发生、分化、发育和成熟的场所。骨髓是 B 细胞分化、成熟及 B 细胞再次应答的场所，也是各类血细胞和免疫细胞发生的场所；胸腺是 T 细胞发育、分化和成熟的场所。

（2）外周免疫器官（peripheral immune organ）：是成熟 T、B 细胞定居和启动初次免疫应答的场所，包括脾脏（spleen）、淋巴结（lymphnode）和黏膜相关淋巴组织（mucosal-associated lymphoid tissue，MALT）。

2. 免疫细胞（immunocyte）　包括淋巴细胞、抗原提呈细胞、粒细胞及其他参与免疫应答的细胞。

3. 免疫分子（immune molecule）　包括分泌型免疫分子（如抗体、细胞因子等）和膜型免疫分子〔T 细胞受体（TCR）、B 细胞受体（BCR）、主要组织相容性复合体分子等〕。

四、免疫的类型

1. 固有免疫（innate immunity）

（1）特征：①出生时即具有，通过遗传获得，也称天然免疫。②反应迅速，针对范围广，也称非特异性免疫。

（2）组成：①屏障结构：完整的皮肤和黏膜屏障、血脑屏障、胎盘屏障。②固有免疫细胞：吞噬、分解生物大分子，杀灭病原体。③正常组织和体液中的多种杀菌物质：如抗体、补体、溶菌酶等。

2. 适应性免疫（adaptive immunity）

（1）特征：①个体出生后，由于接触抗原而获得，也称获得性免疫。②针对性强（特异性强），也称特异性免疫。③有多样性、记忆性、特异性。

（2）组成：①体液免疫，由 B 细胞介导。②细胞免疫，由 T 细胞介导。

五、医学免疫学

主要研究人体免疫系统及其功能，并研究疾病发生发展过程中的免疫学机制，将免疫学技术与医学实验相结合，可应用于①传染病预防；②疾病治疗；③免疫诊断。

医学免疫学包括：

1. 基础免疫学 主要研究抗原物质、机体的免疫系统、免疫应答过程及免疫耐受、免疫调节、免疫效应、免疫遗传等生理现象。

2. 临床免疫学 主要研究人体健康与临床疾病密切相关的各种免疫现象，如超敏反应、免疫缺陷病、自身免疫病、肿瘤免疫和移植免疫等。

六、免疫学发展简史

分三个时期：①经验免疫学时期（公元 16 世纪～18 世纪后叶）；②科学免疫学时期（19 世纪～20 世纪 70 年代）；③现代免疫学时期（20 世纪 70 年代至今）。

（一）经验免疫学时期（公元 16 世纪～18 世纪后叶）

1. 人痘苗接种实践 我国宋代医生首先发明人痘苗接种预防天花的方法，明朝期间（公元 16 世纪～17 世纪）人痘苗接种预防天花已在全国普遍展开。清朝康熙二十七年（1688 年）俄国曾派医生到北京学习种痘技术。并经丝绸之路东传至朝鲜、日本和东南亚国家，西传至欧亚大陆。

2. 牛痘苗接种 英国乡村医生 Edward Jenner 1798 年发明牛痘苗接种，1804 年传入中国。牛痘接种预防天花既安全又有效，是一划时代的发明。1980 年 5 月 8 日世界卫生组织（WHO）宣布——全世界已经消灭了天花，牛痘接种预防天花起到了关键作用。

（二）科学免疫学时期（19 世纪～20 世纪 70 年代）

这个时期免疫学的研究主要是以实验研究为基础开展的，是免疫学系统形成，最终成为一门独立学科的阶段。这个时期主要研究工作和成就有以下几个方面。

1. 病原菌的发现 德国细菌学家 Robert Koch 于 1881 年发明了琼脂固体培养基，彻底解决了分离培养纯菌种的这一重大技术问题，使得 19 世纪末 20 世纪初成为细菌学研究的黄金时代，对人致病的绝大多数细菌被发现，为抗传染免疫的研究奠定了基础。

2. 减毒活疫苗的研究 法国科学家 Louis Pasteur 应用不同的方法制成了多种减毒活疫苗，用于动物和人传染病的预防，为疫苗的发展起到了承前启后的作用。

3. 抗毒素的发现和应用 德国学者 Emil von Behring 和日本学者 Shibasaburo Kitasato 于 1890 年发现了能中和白喉外毒素的物质，开创了人工被动免疫疗法。

4. 抗原、抗体的发现 19 世纪 80 年代发现许多细菌及蛋白质注射动物后，在动物的血清和体液中出现有针对这些物质的反应物，从而将这些反应物称为"抗体"，将注射物称为"抗原"，并发现它们之间的反应具有特异性。奥地利科学家 Karl Landsteiner 从 1914 年开始用半抗原（芳香族有机分子）-载体研究了抗原的特异性。

5. 抗体结构及其功能的研究 从 1907 年之后，许多研究人员已开始发现抗体的活性与血清球蛋白有关。1939 年 Tiselius 和 Kabat 将经抗原沉淀去除抗体前、后的动物免疫血清及沉淀分离出来的抗体经电泳鉴定，确定抗体属于 γ-球蛋白。此后，有人进一步证明抗体主要存在于 γ-球蛋白。1959 年英国生物化学家 Porter 用木瓜蛋白酶水解法获得了具有抗体活性的片段和可结晶的片段；1961 年美国生物化学家 Edelman 用化学还原法证明抗体是由四条肽链经二硫键连接组成的，其中两条链长两条链短。1962 年 Porter 提出了抗体分子结构模式图。1964 年 WHO 专门委员会将抗体命名为免疫球蛋白（immunoglobulin, Ig）。

6. 超敏反应 Jenner 1798 年发现第二次接种牛痘苗的人，在接种的皮肤部位可出现超敏反应现象。1890 年 Koch 在结核杆菌感染的豚鼠的研究中发现了迟发型超敏反应现象，并以他的名字命名为"Koch 现象"。1902 年由 Richet 和 Portier 用海葵浸液给犬静脉注射，对速发型超敏反应现象作了详细的研究。当相隔数周第二次注射相同剂量的海葵浸液后，犬出现了急性休克死亡现象，称之为过敏症（anaphylaxis）。Otto 1907 年证实将速发型超敏反应动物的血清给正常动物注射，能转移超敏反应性。1921 年 Prausnitz 和 Küstner 将引起速发型超敏反应的抗体称为反应素（reagin）。Zinsser 1925 年首先提出了速发型和迟发型超敏反应的两型概念。1963 年 Gell 和 Coombs 根据反应机制及临床表现提出了超敏反应的四型分型方法。

7. 自身免疫病 Donath 和 Landsteiner 1904 年首先从阵发性寒冷血红蛋白尿患者中发现了抗自身红细胞抗体。Domeshek 1938 年再次发现自身溶血性贫血时提出自身免疫现象可能极为普遍。自 1942 年 Coons 建立荧光抗体检测技术后，自身抗体可引起人类疾病被逐渐认识。

8. 免疫耐受 1945 年 Owen 发现天然免疫耐受现象：一对异卵双生小牛的体内存在有两种不同血型的红细胞，互不排斥。这是一个十分重要的发现，向人们提出了在胚胎期接受异体抗原为什么不发生免疫应答而产生免疫耐受这样一个在免疫学上十分重大的问题。针对这一现象，1949 年澳大利亚学者 Burnet 和 Finner 从生物学角度推测，自身识别并不是遗传决定的，而是在动物体胚胎阶段由免疫系统学会的。在免疫系统成熟之前接受外来抗原刺激将会导致成年机体出现免疫耐受。根据这一假说，1953 年英国学者 Medawar 及其同事将同种异型脾细胞注入小鼠胚胎，待其出生长大之后接受供体品系小鼠的移植皮肤，不发生排斥，从而证实了的 Burnet 推测。自此，免疫学的研究方向开始发生根本转变，人们开始注意研究免疫生物学问题了，标志着免疫学的发展开始走向成熟阶段。

9. 抗体产生理论的成熟 1990 年德国学者 Ehrlich 首先提出了抗体产生的侧链（side chain）学说。他也是受体学说的首创者。1930 年生物化学家 Haurowitz 等提出了模板学说或指令学说，认为细胞以抗原为模板产生相应抗体。1955 年丹麦科学家 Jerne 提出了自然选择（natural selection）学说，认为动物体预先存在着少量具有各种特异性的抗体，抗原进入机体选择相应的抗体结合，形成复合物，再转移到抗体形成细胞上刺激产生特异性抗体。Burnet 于 1957 年系统提出了克隆选择学说（clonal selection theory）。

10. 中枢免疫器官及其功能的发现与研究 1956 年 Gliek 发现切除雏鸡的腔上囊，导致初次和再次抗体应答严重受损，而细胞免疫应答不受影响，提出腔上囊是抗体产生细胞的中心，并将这类淋巴细胞称为 B（bursa 的第一个字母）细胞。1961 年 Miller 等发现小鼠新生期切除胸腺，不引起细胞免疫应答，而且抗体的产生亦严重受损，他们把这类淋巴细胞称为 T（thymus 的第一个字母）细胞。发现切除雏鸡腔上囊，不仅浆细胞严重缺少（Warner 和 Szenberg，1962）；而且所有外周淋巴组织缺乏生发中心（Cooper，1969）。切除新生小鼠或大鼠的胸腺，脾和淋巴

结的 T 细胞区消失（Cleveland，1968）。1968 年 Miller 和 Mitchell 证实骨髓与腔上囊功能相当，产生 B 细胞。

11. 免疫应答机制的研究 1966 年 Claman 用亚致死量 X 线照射小鼠，再用同系小鼠的骨髓和胸腺细胞重建，然后用绵羊红细胞（SRBC）进行免疫，证明抗体的产生需要 T、B 细胞的协作。1968 年 Mosier 和 Coppleson 体外细胞培养实验发现，对 SRBC 抗体的产生不仅需要脾脏中 T、B 细胞，还需要巨噬细胞的参与。因巨噬细胞对 X 线照射相对不敏感，体内实验不能消除其作用，故 Claman 的实验中存在有巨噬细胞。1970 年 Mitchson 发现小鼠对半抗原-蛋白载体应答的脾细胞中，一类淋巴细胞识别半抗原决定簇，另一类淋巴细胞识别载体决定簇，两类细胞必须协同作用才能产生抗体。同年，Miller 证实 T 细胞识别载体决定簇，虽不产生抗体，但能协助 B 细胞产生抗体。1974 年 Zinkernagel 和 Doherty 证实小鼠效应 Tc 细胞杀伤病毒感染的靶细胞，不仅需要特异性识别抗原，而且同时需要识别主要组织相容性复合体（MHC）Ⅰ类分子，当靶细胞上的 MHC Ⅰ类分子与自身一致或部分相同时才能杀伤靶细胞。随后证实 Th 细胞与 B 细胞（Katzd 等，1975）、巨噬细胞（Farr 等，1977）间的相互作用受 MHC Ⅱ类分子的限制。这些发现基本阐明了 T 细胞与 B 细胞、巨噬细胞在免疫应答中的相互作用机制及它们的相关作用。

12. 免疫标记技术的发展 目前常使用的免疫标记技术：免疫荧光技术（Coons 等，1941～1942）、放射免疫技术（Yalow 和 Berson，1959）、酶免疫技术（Avrameas、Uril、Nakane、Pierce，1966）及金免疫技术（Faulkh 和 Taylor，1971）。这些免疫标记技术具有高度的特异性和敏感性，可作定性、定量和定位测定，已被广泛用于临床疾病的诊断和检测以及免疫学研究。

（三）现代免疫学时期（20 世纪 70 年代至今）

1971 年第一届国际免疫学会议一致同意将免疫学与微生物学分开，独立成为一门学科。

现代免疫学时期是从 1975 年 Köhler 和 Milstein 建立单克隆抗体（monoclonal antibody）技术开始的。与之同时，分子生物学技术也有了前所未有的进展，应用这些技术及其他实验技术可以从基因、分子、细胞整体水平对免疫学问题进行不同层次的系统研究，极大地推动了免疫学的发展，也促进了医学和生命科学的进步，使免疫学的学科地位越显重要，并已成为生命科学和

医学中的领头学科之一。

1. 单克隆抗体技术 应用这一技术生产的单克隆抗体，为免疫学的研究和临床应用提供了强有力的工具。单克隆抗体在免疫学研究中最有意义的应用之一是用于鉴定免疫细胞膜表面大分子，如白细胞分化抗原、组织相容性抗原、受体分子等。这一技术在临床也被广泛用于疾病的诊断和治疗。

2. 抗原受体多样性产生机制的研究 1978年日本学者利根川进（Susumu Tonegawa）应用基因重组技术，发现抗体多样性产生机制：是由免疫球蛋白基因片段重排及连接多样性引起的。1984年 M.M.Davis 和 T.W.Mark 实验室分别克隆出小鼠和人 TCR 的编码基因，证明与免疫球蛋白基因结构相似，亦经基因片段重排及连接产生 TCR 多样性。

3. T 细胞亚群的研究 根据对 TCR 肽链结构的分析发现 T 细胞分为 αβT 细胞和 γδT 细胞两个群体。1980年 Reinherz 和 Schilossman 根据分化标志和功能将人的 T 细胞分为 CD4$^+$T 细胞和 CD8$^+$T 细胞两个亚群。1986年 Mosmann 和 Coffman 根据分泌细胞因子及介导免疫功能的不同，又将小鼠 CD4$^+$T 细胞分为 Th1 和 Th2 两个细胞亚群。1991年 Romagnani 等发现人体中也存在 Th1 和 Th2 两个细胞亚群。

4. 对 T、B 细胞分化发育的研究 通过细胞发育分化过程的研究，对自身免疫耐受的形成机制有了较全面的认识。这是对 Burnet 克隆选择学说的发展，此外发现 T 细胞还存在胸腺外发育途径，尚待深入探讨。

5. 对抗原加工处理提呈机制的研究 进入20世纪90年代，对抗原加工处理提呈机制的研究是基础免疫学研究的热点之一，并取得了巨大进展。此外，研究发现 T 细胞单有抗原刺激不足以使其活化、增殖、分化，还须有抗原提呈细胞（APC）提供的辅助刺激信号和细胞因子的作用才能转化成效应细胞，发挥免疫作用。近年发现存在于 APC 和某些细胞表面的 CD 分子可将非蛋白类抗原提呈给 T 细胞和自然杀伤性 T 细胞（NKT 细胞），使之发生应答，也是目前研究的热点之一。

6. 天然免疫研究进展 近10年来人们对固有免疫的研究也越来越深入，对天然免疫在机体防御、自身免疫功能稳定及调节方面作用机制的认识更加深刻，尤其是对天然免疫细胞识别自我和非我机制的研究取得了重大突破。

（1）模式识别的研究进展：单核吞噬细胞等具有吞噬功能，但是它们如何天然识别病原体及衰老死亡、变性的细胞，长期以来却知之甚少。近年来对单核吞噬细胞识别病原体和凋亡细胞模式识别受体（pattern recognition receptor, PRR）的研究取得了令人瞩目的进展，发现它们通过识别病原体和凋亡细胞特有的共同成分，发挥吞噬、清除作用，这种不可替代的独特功能在免疫应答中起着极重要的作用。

（2）自然杀伤细胞和 γδT 细胞的研究：对自然杀伤细胞（nature killer cell, NK 细胞）杀伤机制的深入研究加深了对 NK 细胞天然杀伤作用的理解；对 γδT 细胞的研究也引人注目。

7. 细胞凋亡、细胞内信号传导机制的研究 目前也是免疫学研究的热点；对黏膜免疫系统的研究也备受重视。

8. 免疫分子的研究进展 有人把20世纪80年代称为分子免疫学时代，这个时期的分子免疫学得到飞速发展，取得了巨大成就。

（1）CD 抗原的研究进展：从1982年举行第一次人类白细胞分化抗原的国际协作组会议。第一次会议确定的人分化群（cluster of differentiation, CD）抗原序号是 CD1～CD15，随后定期进行会议，不断命名新的相关分子，从而促进了对免疫细胞分化发育、相互作用、迁徙及生物学功能的研究。

（2）细胞因子的研究进展：自1979年获得第一种细胞因子干扰素 cDNA 克隆以来，对细胞因子及其受体的基因分析、分子结构、生物学功能以及它们相互作用及信号传导机制的研究已成为免疫学研究的热门课题。细胞因子是细胞间信息传递的载体，这些研究也将会加深对细胞间相互作用关系的了解。目前许多细胞因子已用于临床疾病的治疗。

9. 主要组织相容性复合体的研究进展 主要组织相容性复合体（MHC）一直是免疫学研究的重点之一，尤其是20世纪90年代初启动的人类基因组计划，对 MHC 基因结构的阐明，及其编码分子的表达、结构、功能的研究起到了极大的推动作用。这些问题的阐明是解决许多免疫学重大问题的一把钥匙，如免疫识别、免疫耐受、抗原提呈、个体应答差异、移植免疫、肿瘤免疫、疫苗制备等，不仅有重要的理论意义，而且具有重大的临床应用价值。

（四）二十一世纪的免疫学

1990年启动人类基因组计划，于2003年4

月人类基因组序列图绘制成功，人类基因组计划全部完成。生命科学的研究开始转入后基因组学时代，即蛋白组研究时代，其研究结果将会极大地推动免疫学的发展。免疫学已成为生命科学的领头学科之一，由从事免疫学研究获得诺贝尔生理学或医学奖的科学家名单中也可看出免疫学的重要性。近几年来，嵌合抗原受体T细胞免疫疗法（CAR-T疗法）和PD-1/PD-L1检测点疗法在肿瘤治疗中发挥独特作用。

免疫学的许多重大问题尚待深入探讨，许多领域的研究尚待开展。

【双 语 词 汇】

immunity　免疫

immune response　免疫应答

immunology　免疫学

immune defence　免疫防御

immune surveillance　免疫监视

immune homeostasis　免疫内环境稳定

central immune organ　中枢免疫器官

peripheral immune organ　外周免疫器官

mucosal-associated lymphoid tissue，MALT　黏膜相关淋巴组织

immunocyte　免疫细胞

innate immunity　固有免疫

non-specific immunity　非特异性免疫

adaptive immunity　适应性免疫

specific immunity　特异性免疫

acquired immunity　获得性免疫

【习题与测试】

一、判断题（正确填"T"，错误填"F"。）

1. T细胞发生于骨髓，发育、成熟在胸腺。（　　）
2. B细胞发生于骨髓，发育、成熟也在骨髓。（　　）
3. 法国科学家 Louis Pasteur 发明了牛痘疫苗，用于预防人类天花。（　　）
4. 免疫是机体识别"自己"和"非己"，清除非己，保护自己，维持机体生理功能平衡与稳定的能力。（　　）
5. 固有免疫是高度特异性的免疫。（　　）
6. 淋巴结和扁桃体都是中枢免疫器官。（　　）

二、单项选择题

（一）A1型题

1. 免疫的现代概念是
A. 机体抗感染的防御功能
B. 机体清除自身损伤、衰老细胞的一种功能
C. 机体排除抗原性异物的功能，对机体都是有利的
D. 机体消除和杀灭自身突变的细胞
E. 机体识别和排除抗原性物质，维持机体生理平衡和稳定的功能
2. 免疫监视功能低下的后果是
A. 易发生肿瘤
B. 易发生超敏反应
C. 易发生感染
D. 易发生自身免疫病
E. 易发生免疫耐受
3. 用接种牛痘苗来预防天花的第一个医师是
A. Koch　　　　　　B. Jenner
C. Pasteur　　　　　D. Behring
E. Bordet
4. 机体免疫系统识别和清除突变的细胞的功能称为
A. 免疫监视　　　　B. 免疫稳定
C. 免疫耐受　　　　D. 免疫防御
E. 免疫识别
5. 机体抵抗病原微生物感染的功能称为
A. 免疫监视　　　　B. 免疫稳定
C. 免疫耐受　　　　D. 免疫防御
E. 免疫识别
6. 既参与固有性免疫应答又参与适应性免疫应答的成分有
A. 巨噬细胞　　　　B. B细胞
C. T细胞　　　　　D. 中性粒细胞
E. 浆细胞
7. 免疫防御功能低下的机体易发生
A. 肿瘤　　　　　　B. 超敏反应
C. 移植排斥反应　　D. 反复感染
E. 免疫增生病
8. 最早用人痘接种预防天花的国家是
A. 中国　　　　　　B. 美国
C. 日本　　　　　　D. 俄罗斯
E. 英国
9. 中枢免疫器官与外周免疫器官的区别是
A. 中枢免疫器官是T细胞分化成熟的部位

B. 外周免疫器官是 B 细胞分化成熟的场所

C. 中枢免疫器官是免疫细胞分化成熟的部位，而外周免疫器官是免疫细胞分布定居及发生免疫应答的场所

D. 外周免疫器官是 T 细胞分化成熟的场所

E. 中枢免疫器官是 B 细胞分化成熟的场所

10. 人类的中枢免疫器官是

A. 淋巴结和脾脏

B. 胸腺和骨髓

C. 淋巴结和胸腺

D. 骨髓和黏膜相关淋巴组织

E. 淋巴结和骨髓

11. T 淋巴细胞分化成熟的场所是

A. 骨髓　　B. 腔上囊　　C. 脾脏

D. 胸腺　　E. 淋巴结

12. 人类 B 淋巴细胞分化成熟的场所是

A. 骨髓　　B. 腔上囊　　C. 脾脏

D. 胸腺　　E. 淋巴结

13. 人类最大的免疫器官是

A. 骨髓　　B. 胰腺　　C. 脾脏

D. 胸腺　　E. 淋巴结

14. 实验动物新生期切除胸腺后

A. 细胞免疫功能正常，体液免疫功能受损

B. 细胞免疫功能受损，体液免疫功能正常

C. 细胞免疫功能受损，体液免疫功能缺乏

D. 细胞免疫功能正常，体液免疫功能正常

E. 细胞免疫功能缺乏，体液免疫功能受损

15. 免疫系统的组成是

A. 中枢免疫器官和外周免疫器官

B. 中枢免疫器官、免疫细胞和黏膜免疫系统

C. T 淋巴细胞和 B 淋巴细胞

D. 免疫器官、免疫细胞和免疫分子

E. 胸腺和骨髓

16. 淋巴结的功能不包括

A. T 细胞进行阴性选择的场所

B. 免疫细胞定居的场所

C. 产生初次免疫应答的场所

D. 清除异物

E. 参与淋巴细胞的再循环

（二）B 型题

（1～3 题共用备选答案）

A. T 细胞　　B. B 细胞　　C. NK 细胞

D. 巨噬细胞　　E. 红细胞

1. 在胸腺成熟的细胞是

2. 在骨髓成熟的细胞是

3. 有非特异杀伤作用的细胞是

（4～5 题共用备选答案）

A. 骨髓、淋巴结　　　　B. 骨髓、胸腺

C. 淋巴结、脾脏　　　　D. 骨髓、脾脏

E. 胸、皮肤黏膜

4. 属于中枢淋巴器官的是

5. 属于外周淋巴器官的是

三、多项选择题

1. 适应性免疫的特点是

A. 多为出生后获得的功能表现

B. 有针对性

C. 可因抗原多次刺激而加强

D. 出生时就具有

E. 在长期进化过程中逐渐建立起来

2. 属于固有免疫应答的有

A. 皮肤黏膜的屏障作用

B. 吞噬细胞的吞噬病原体作用

C. 自然杀伤细胞对病毒感染细胞的杀伤作用

D. 血液和体液中存在的补体成分

E. 组织损伤局部分泌的抑菌、杀菌物质

3. 下列哪些细胞属于固有免疫应答细胞

A. 单核巨噬细胞　　　　B. NK 细胞

C. B 细胞　　　　　　　D. T 细胞

E. 中性粒细胞

4. 执行适应性免疫应答的细胞是

A. T 细胞　　　　　　　B. B 细胞

C. NK 细胞　　　　　　D. 单核巨噬细胞

E. 肥大细胞

5. 免疫防御功能是指

A. 阻止病原微生物侵入机体

B. 抑制病原微生物在体内繁殖、扩散

C. 清除体内变性、损伤及衰老的细胞

D. 从体内清除病原微生物及其产物

E. 识别、杀伤与清除体内突变细胞，防止肿瘤的发生

6. 免疫防御功能异常可发生

A. 自身免疫病　　　　　B. 超敏反应

C. 肿瘤　　　　　　　　D. 免疫缺陷

E. 严重感染

7. 免疫监视功能是指

A. 识别、杀伤与清除体内突变细胞，防止肿瘤的发生

B. 在清除病毒感染细胞中发挥重要作用

C. 清除体内变性、损伤及衰老的细胞，防止自身免疫病的发生

D. 从体内清除病原微生物及其产物

E. 阻止病原微生物侵入机体

8. 免疫系统的三大功能是指

A. 免疫监视　　　　　B. 免疫稳定

C. 免疫防御　　　　　D. 免疫清除

E. 超敏反应

9. 人类的外周免疫器官有

A. 脾脏　　　　　　　B. 胸腺

C. 骨髓　　　　　　　D. 淋巴结

E. MALT

10. 免疫细胞包括

A. T 细胞　　　　　　B. 巨噬细胞

C. 红细胞　　　　　　D. 抗原提呈细胞

E. B 细胞

【参 考 答 案】

一、判断题

1. T　　2. T　　3. F　　4. T　　5. F

6. F

二、单项选择题

（一）A1 型题

1. E　　2. A　　3. B　　4. A　　5. D

6. A　　7. D　　8. A　　9. C　　10. B

11. D　　12. A　　13. C　　14. E　　15. D

16. A

（二）B 型题

1. A　　2. B　　3. C　　4. B　　5. C

三、多项选择题

1. ABC　　　　　2. ABCDE　　　　3. ABE

4. AB　　　　　5. ABD　　　　　6. BDE

7. AB　　　　　8. ABC　　　　　9. ADE

10. ABCDE

（宝福凯）

第二章 抗 原

【学习要求】

1. 掌握 抗原、抗原的免疫原性和抗原性、抗原决定簇（抗原表位）、胸腺依赖性抗原、非胸腺依赖性抗原、完全抗原与半抗原、超抗原的基本概念；

2. 熟悉 决定抗原免疫应答的因素；抗原的种类、免疫佐剂的概念；

3. 了解 超抗原的种类及生物学意义；佐剂的种类，丝裂原的种类。

【内容提要】

一、概念和特性

（一）概念

抗原（antigen, Ag）指所有能启动、激发和诱导免疫应答的物质，其可被 T、B 细胞抗原受体（TCR 或 BCR）识别及结合，激活 T/B 细胞产生应答产物（特异性抗体和效应淋巴细胞），并与之发生特异性反应。

（二）抗原的两种特性

1. 免疫原性（immunogenicity） 指抗原能被 T、B 淋巴细胞表面特异性抗原受体（TCR 或 BCR）识别及结合，刺激机体产生适应性免疫应答的能力。

2. 反应原性（reactogenicity） 或称免疫反应性（immunoreactivity）、抗原性（antigenicity）指抗原可与免疫应答产物（抗体或效应性 T/B 淋巴细胞）特异性结合的能力。

同时具备免疫原性和反应原性两种特性的抗原分子被称为完全抗原（complete antigen），只具有反应原性而没有免疫原性的小分子物质称为半抗原（hapten）。半抗原和大分子载体（carrier）结合后，就可以获得免疫原性而成为完全抗原。

二、特异性

抗原特异性（antigenic specificity），是指某种特定抗原分子与特定淋巴细胞、免疫分子相互识别时所具有的针对性、专一性。抗原特异性既表现在免疫原性上，也表现在反应原性上。

（一）抗原决定簇（antigenic determinant）

亦称为表位（epitope），是抗原分子中决定免疫应答特异性的特殊化学基团，是抗原与 T/B 细胞抗原受体（TCR/BCR）或抗体特异性结合的最小结构与功能单位。其性质、数量和空间构象决定了抗原的特异性。

（二）抗原表位的分类

1. 构象表位（conformation epitope）与线性表位（linear epitope）

（1）构象表位由不连续排列的若干氨基酸在空间位置上彼此接近，形成特定构象而构成，也称不连续表位。

（2）线性表位由连续的、线性排列的短肽构成。

2. T 细胞表位与 B 细胞表位

（1）T 细胞抗原受体识别的抗原表位为线性表位。

（2）B 细胞受体识别的抗原表位可为构象或非线性表位。

（三）共同抗原和交叉反应

1. 共同抗原 某些抗原分子中含多个抗原表位，而不同抗原间可能含相同或相似的抗原表位，即共同抗原表位（common epitope）。含共同抗原表位的不同抗原称为共同抗原或交叉抗原。

2. 交叉反应（cross reaction） 同一抗体与具有共同抗原表位的其他抗原之间的反应。

3. 嗜异性抗原（heterophilic antigen） 一类存在于人、动物、微生物等不同种属之间的共同抗原，又称 Forssman 抗原。

三、影响抗原免疫原性的因素

（一）抗原的异物性

抗原的异物性指与自身正常组织成分的差异或免疫系统在其发育过程中未接触过的物质。包括异种物质、同种异体物质和某些隔绝或改变的自身成分。通常抗原来源与机体亲缘（种属）关系越远，免疫原性越强；反之，亲缘（种属）关系越近免疫原性越弱。

（二）抗原的理化性质

1. 化学性质 蛋白质（包括糖蛋白、脂蛋白），复杂多糖，脂多糖都具有免疫原性。脂类和细胞核成分如 DNA、组蛋白等免疫原性微弱。绝大多数蛋白质都是很好的抗原。

2. 分子量大小 一般＞10kDa 具有良好免疫原性，通常天然分子的分子量越大，免疫原性越强。

3. 结构的复杂性 通常分子结构越复杂、稳定性越好，免疫原性越强。含有芳香族氨基酸的分子免疫原性较强。

4. 分子构象 若构象表位发生变化,则免疫原性改变。此因素主要影响 B 细胞免疫。

5. 易接近性 指抗原表位可以被淋巴细胞抗原受体所接近的程度。易接近性越好,免疫原性越强。

6. 物理状态 颗粒抗原的免疫原性强于可溶性抗原,多聚体的免疫原性强于单体。

（三）机体的生物学特性

遗传、年龄、性别、生理状态、健康状况等因素也对机体的免疫应答强弱起重要作用。

（四）抗原进入机体的方式

抗原进入机体的量、途径、次数、频率及佐剂等均可影响机体对抗原应答的强度和格局。

四、种类

（一）根据诱生抗体是否需要 T 细胞的辅助分类

1. 胸腺依赖性抗原（thymus dependent antigen，TD-Ag） 即抗原刺激 B 细胞产生抗体时依赖于 T 细胞的辅助。绝大多数蛋白质抗原属于此类。能诱导产生多种类型抗体。可诱导产生体液免疫应答和细胞免疫应答,可形成免疫记忆。

2.非胸腺依赖性抗原（thymus independent antigen，TI-Ag） 即抗原刺激 B 细胞产生抗体时无须 T 细胞的辅助。此类抗原只有 B 细胞抗原决定簇,仅诱导产生 IgM 类抗体,只引起体液免疫应答,不引起细胞免疫应答和记忆细胞形成。TD-Ag 与 TI-Ag 的区别见表 2-1。

表 2-1 TD-Ag 与 TI-Ag 的区别

特点	TD-Ag	TI-Ag
抗原性质	蛋白质等天然抗原	一般为多糖
含有表位	T、B 细胞表位	重复的 B 细胞表位
抗原提呈细胞（APC）参与	需要	多数不需要
T 细胞依赖性	有	无
主要组织相容性复合体（MHC）限制性	有	无
应答类型	细胞免疫及体液免疫	体液免疫
激活的 B 细胞类型	B2	B1
诱生的 Ig 类别	各类 Ig	主要为 IgM
免疫记忆	形成	不形成

（二）根据抗原与机体的亲缘关系分类

1. 嗜异性抗原 一类存在于人、动物、微生物等不同种属之间的共同抗原,又称 Forssman 抗原。

2. 异种抗原（xenoantigen） 来自另一物种的抗原性物质,如微生物抗原,动物抗血清（对于人）以及异种器官移植物等。

3. 同种异型抗原（alloantigen） 同一种属不同个体间存在的不同抗原。如不同人体的红细胞 ABO 抗原、人类白细胞抗原（HLA）等。

4. 自身抗原（autoantigen） 自身组织细胞所表达的抗原,正常情况下形成自身耐受。某些情况下可诱发自身免疫,常见有①隐蔽或隔离的自身抗原；②改变或修饰的自身抗原。

5. 独特型抗原（idiotypic antigen） 为 TCR、BCR 或 IgV 区所特有的氨基酸顺序和空间构型决定的,可诱导自身产生相应的特异性抗体的抗原。独特型抗原和抗独特型抗体构成网络,可调节免疫应答。

（三）根据抗原是否在抗原提呈细胞内合成分类

1. 内源性抗原（endogenous antigen） 在提呈抗原细胞（APC）内新合成的抗原,如被病毒感染细胞合成的病毒蛋白和肿瘤细胞内合成的肿瘤蛋白等。在细胞内加工成为抗原肽,并与 MHC I 类分子结合为复合物,由 CD8$^+$T 细胞的 TCR 识别。

2. 外源性抗原（exogenous antigen） 来源于 APC 外的抗原，如被吞噬的细胞或细菌等。经 APC 内吞后加工成为抗原肽，与 MHC Ⅱ 类分子形成复合物，由 CD4⁺T 细胞的 TCR 识别。

（四）医学上重要的抗原

（1）病原微生物及其代谢产物。

（2）动物免疫血清。

（3）嗜异性抗原。

（4）同种异型抗原。

（5）自身抗原。

（6）肿瘤抗原。

五、非特异性免疫刺激剂

可非特异性激活 T/B 细胞的物质称为免疫刺激剂（immunologic stimulant）。

（一）免疫佐剂

1. 概念 佐剂（adjuvant）是一种预先或与抗原同时注射到机体，能增强对该抗原的免疫应答或改变免疫应答类型的非特异性免疫增强剂。

2. 种类 ①无机佐剂，如氢氧化铝、明矾；②有机佐剂，如矿物油等；③合成佐剂，如双链多聚肌苷酸：胞苷酸（poly I∶C）等；④生物性佐剂，如卡介苗（BCG）、脂多糖（LPS）和细胞因子（如 GM-CSF）等；⑤新型佐剂，如 C3d、免疫刺激序列（CpG 基序）、纳米颗粒等。

3. 佐剂的作用机制 ①改变抗原的物理性状，延缓其降解和排除的过程，延长抗原在体内的滞留时间以更有效地刺激免疫系统。②刺激单核巨噬细胞系统，增强其对抗原的处理和提呈能力。③刺激淋巴细胞的增殖与分化。

4. 佐剂的应用 ①增强特异性免疫应答，可用于预防接种及动物的抗血清制备。②作为非特异性免疫增强剂，可用于抗肿瘤与抗感染的辅助治疗。

（二）超抗原（superantigen，SAg）

1. 概念 一类只需极低浓度（1～10ng/mL）即可非特异性激活 2%～20% T 细胞或 B 细胞克隆，产生极强免疫应答的物质。

2. 超抗原与 T 细胞结合的特征 ①无须抗原加工与提呈，可直接与 MHC 分子结合。②形成 TCRVβ-超抗原-MHC 分子复合物。③无 MHC 限制性。④多克隆、非特异性激活具有特定 TCRVβ 的 CD4⁺T 细胞，诱导的 T 细胞应答是通过分泌大量细胞因子而参与某些病理生理过程

的发生与发展。

3. 超抗原的生物学意义 ①毒性作用与诱导炎症反应，②过度活化多克隆 T 细胞，③自身免疫病，如与某些中毒性休克，获得性免疫缺陷综合征（AIDS）等疾病状态有关。

（三）丝裂原（mitogen）

亦称有丝分裂原，通过与淋巴细胞表面的相应受体结合，可刺激某一类静止淋巴细胞的全部克隆活化，转化为淋巴母细胞和发生有丝分裂，属非特异性淋巴细胞多克隆激活剂。

常用的丝裂原有植物凝集素（PHA）、伴刀豆球蛋白（ConA）、美洲商陆丝裂原（PWM）、脂多糖（LPS）和葡萄球菌 A 蛋白（SPA）。

【双语词汇】

antigen，Ag 抗原
immunogenicity 免疫原性
reactogenicity 反应原性
immunoreactivity 免疫反应性
antigenicity 抗原性
complete antigen 完全抗原
hapten 半抗原
carrier 载体
antigenic specificity 抗原特异性
antigenic determinant 抗原决定簇
epitope 表位
conformation epitope 构象表位
linear epitope 线性表位
common epitope 共同抗原表位
cross reaction 交叉反应
heterophilic antigen 嗜异性抗原
thymus dependent antigen，TD-Ag 胸腺依赖性抗原
thymus independent antigen，TI-Ag 非胸腺依赖性抗原
xenoantigen 异种抗原
alloantigen 同种异型抗原
autoantigen 自身抗原
idiotypic antigen 独特型抗原
endogenous antigen 内源性抗原
exogenous antigen 外源性抗原
immunologic stimulant 免疫刺激剂
adjuvant 佐剂
superantigen，SAg 超抗原
mitogen 丝裂原

【习题与测试】

一、判断题（正确填"T"，错误填"F"。）

1. 抗原是指能够刺激免疫细胞启动免疫应答，并能够和应答产物特异性识别结合的分子。（ ）

2. 抗原的两个特性分别是免疫反应性和抗原性。（ ）

3. 抗原性是指抗原能够激活免疫细胞的能力。（ ）

4. 一般来说分子量大，化学性质稳定，且含有芳香基团的分子是良好的抗原。（ ）

5. 半抗原拥有免疫原性而没有免疫反应性。（ ）

6. 抗原分子中能决定抗原特异性的基团及其构象被称为抗原决定簇。（ ）

7. 免疫血清含有抗体，但同时也含有抗原成分。（ ）

8. 自身细胞表达的分子成分没有异物性，不会引起免疫应答。（ ）

9. 超抗原需要很高浓度才可引发极强的免疫应答。（ ）

10. 佐剂可以预先使用也可以和疫苗同时使用。（ ）

二、单项选择题

（一）A1 型题

1. 下列哪种物质没有免疫原性
A. 嗜异性抗原　　　　　B. 抗体
C. 补体　　　　　　　　D. 半抗原
E. 细菌多糖

2. 类毒素的性质
A. 有免疫原性，有毒性
B. 无免疫原性，无毒性
C. 有免疫原性，无毒性
D. 有毒性，无免疫原性
E. 有过敏原性，有毒性

3. 交叉反应是由于两种不同的抗原分子中具有
A. 构象决定簇
B. 不同的抗原决定簇
C. 功能性决定簇
D. 共同抗原决定簇
E. 连续性决定簇

4. 有的抗原称为 TI-Ag，这是因为
A. 抗原来源于非胸腺组织
B. 它诱生的抗体是在骨髓中产生的
C. 它诱生的抗体属于 IgG 类抗体
D. 抗原往往具有复杂和不相同的抗原决定簇
E. 它能直接刺激 B 细胞产生抗体，无须 T 细胞辅助

5. 存在于不同种属之间的共同抗原称为
A. 异种抗原　　　　　　B. 交叉抗原
C. 超抗原　　　　　　　D. 嗜异性抗原
E. 类属抗原

6. 动物来源的破伤风抗毒素对人而言是
A. 半抗原　　　　　　　B. 抗体
C. 抗原　　　　　　　　D. 既是抗原又是抗体
E. 超抗原

7. 仅有反应原性而无免疫原性的物质是
A. 超抗原　　　　　　　B. 半抗原
C. 完全抗原　　　　　　D. 嗜异性抗原
E. 类属抗原

8. 免疫原性最强的物质是
A. 蛋白质　　　　　　　B. 类脂
C. 多糖　　　　　　　　D. 核酸
E. 脂多糖

9. 许多抗原称为胸腺依赖性抗原，是因为
A. 在胸腺中产生的
B. 相应抗体是在胸腺中产生
C. 对此抗原不产生体液性免疫
D. 仅在于 T 细胞上
E. 只有在 T 细胞辅助下才能产生针对这种抗原的抗体

10. 接触牛痘疫苗后产生对天花的抵抗性，这反映了
A. 抗原的特异性　　　　B. 抗原的交叉反应
C. 病毒的超感染　　　　D. 先天免疫
E. 主动保护

11. 属于自身抗原的是
A. ABO 血型抗原　　　　B. 肺炎球菌荚膜多糖
C. 类脂　　　　　　　　D. 眼晶状体蛋白
E. 破伤风类毒素

12. 属于同种异型抗原的是
A. ABO 血型抗原　　　　B. 肺炎球菌荚膜多糖
C. 类脂　　　　　　　　D. 眼晶状体蛋白
E. 破伤风类毒素

13. 属于嗜异性抗原的是
A. Rh 抗原与人的 RBC
B. AFP 与乙型肝炎病毒
C. 马血清与破伤风杆菌
D. 大肠埃希菌 O14 型的多糖抗原与人结肠黏膜
E. 类毒素

14. 抗原的特异性取决于
A. 抗原的大小　　　　　B. 抗原的物理性状

C. 抗原结构的复杂性　　D. 抗原的种类

E. 抗原表面的特殊化学基团

15. 半抗原

A. 是大分子物质　　　　B. 通常是蛋白质

C. 只有免疫原性　　　　D. 只有反应原性

E. 只有与载体结合后才能和相应抗体结合

16. 下列关于抗原的说法，哪一种是错误的

A. 大分子蛋白质抗原常含有多种不同的抗原决定簇

B. 抗原诱导免疫应答必须有 T 细胞辅助

C. 不同的抗原之间可以有相同的抗原决定簇

D. 抗原不一定只诱导正免疫应答

E. 半抗原虽无免疫原性，但可与相应抗体结合

17. 超抗原

A. 可以多克隆激活某些 T 细胞或 B 细胞

B. 须经抗原提呈细胞加工处理

C. 与自身免疫病无关

D. 有严格的 MHC 限制性

E. 只能活化一个相应的 T 细胞克隆

18. 下列哪种物质不是 TD-Ag

A. 血清蛋白　　　　　　B. 细菌外毒素

C. 类毒素　　　　　　　D. IgM

E. 细菌脂多糖

（二）A2 型题

1. 患者，女性，22 岁。因食欲不振、乏力、恶心、腹胀入院。入院后出现黄疸并迅速加深。实验室检查：转氨酶升高，肝功能异常。血清学检测：抗-HAV IgM（－）、HBsAg（＋）、HBeAg（＋）、抗-HBc IgM（＋）、抗-HCV（－）、抗-HDV（－）、抗-HEV（－）。该患者最可能感染的病原体是

A. HAV　　　　B. HBV　　　　C. HCV

D. HDV　　　　E. HEV

2. 医学生李同学在上实验课时学习用玻片凝集法进行血型检测，现实验结果如下：含有抗-A 的试剂中，红细胞出现凝集现象；含有抗-B 的试剂中，红细胞没有出现凝集现象；含有抗-Rh 的试剂中，红细胞出现凝集现象。请问该被测血液是什么血型

A. A 型、Rh 阳性血　　B. B 型、Rh 阳性血

C. A 型、Rh 阴性血　　D. B 型、Rh 阴性血

E. O 型、Rh 阳性血

（三）B 型题

（1～5 题共用备选答案）

A. TD-Ag　　　　　　　B. TI-Ag

C. 同种异型抗原　　　　D. 嗜异性抗原

E. 超抗原

1. 可引发交叉反应的抗原是

2. 能使机体产生 IgM、IgG 等多种抗体的抗原是

3. 引发溶血性输血反应的抗原属于

4. 极低浓度即可导致极强非特异性免疫应答的抗原是

5. 拥有重复 B 细胞表位的抗原是

三、多项选择题

1. TD 抗原

A. 通常是蛋白

B. 引起强的 IgG 应答

C. 能产生记忆和二次应答

D. 引起抗体产生需 T 细胞的参与

E. 既有 T 细胞决定簇又有 B 细胞决定簇

2. 属于同种异型抗原的是

A. ABO 系统　　　　　　B. HLA

C. Rh 系统　　　　　　　D. 补体系统

E. AFP

3. 属于嗜异性抗原的是

A. 青霉素

B. HLA

C. Forssman 抗原

D. 溶血性链球菌细胞壁多糖抗原与人的心肌

E. 大肠埃希菌 O14 型多糖抗原与人的结肠黏膜

4. 佐剂的生物学作用

A. 增强抗原的免疫原性

B. 改变产生抗体的类型

C. 诱导免疫耐受

D. 增强巨噬细胞的吞噬作用

E. 增加抗体效价

5. 抗原的免疫原性与何相关

A. 抗原的分子大小

B. 抗原的异己性程度

C. 抗原的化学组成

D. 抗原的分子构象

E. 抗原的进入机体的途径

6. 以下关于抗原免疫原性的描述，正确的是

A. 抗原与机体的亲缘关系越远，免疫原性越强

B. 抗原对机体免疫系统来说必须是异物

C. 自身成分不具有免疫原性

D. 是异物的物质一定是抗原

E. 只有化学结构与宿主自身成分不同的物质才具有免疫原性

7. T 细胞表位和 B 细胞表位的特点分别是

A. T 细胞表位只位于抗原分子表面

B. B 细胞识别的表位往往是天然的

C. T 细胞表位有构象表位和线性表位两种类型

D. B 细胞表位有构象表位和线性表位两种类型

E. T 细胞表位需 MHC 分子的提呈

8. 关于 TD-Ag 和 TI-Ag 的特点错误的是

A. TI-2 抗原仅含有 B 细胞丝裂原

B. TD-Ag 由 T 细胞表位和 B 细胞表位组成

C. TI-1 抗原含有 B 细胞丝裂原和重复 B 细胞表位

D. TD 抗原仅能刺激细胞免疫

E. 绝大多数的蛋白质抗原是 TI 抗原

9. 弗氏完全佐剂含有

A. 百日咳杆菌　　　　　　B. 卡介苗

C. 细菌脂多糖　　　　　　D. 羊毛脂

E. 氢氧化铝

10. TI-Ag

A. 在胸腺中加工处理的抗原

B. 可直接激活 B 细胞产生抗体

C. 易于诱导细胞免疫应答

D. 不能诱导产生再次应答

E. 能被 T 细胞抗原受体直接识别

【参　考　答　案】

一、判断题

1. T　　2. F　　3. F　　4. T　　5. F

6. T　　7. T　　8. F　　9. F　　10. T

二、单项选择题

（一）A1 型题

1. D　　2. C　　3. D　　4. E　　5. D

6. D　　7. B　　8. A　　9. E　　10. B

11. D　　12. A　　13. D　　14. E　　15. D

16. B　　17. A　　18. E

（二）A2 型题

1. B　　2. A

（三）B 型题

1. D　　2. A　　3. C　　4. E　　5. B

三、多项选择题

1. ABCDE　　2. ABC　　　　3. CDE

4. ABDE　　5. ABCDE　　6. AB

7. BDE　　8. ADE　　　　9. BD

10. BD

（李　珺）

第三章 免疫器官

【学习要求】

1. **掌握** 中枢免疫器官、外周免疫器官的组成和功能;
2. **熟悉** 免疫器官的组织结构、淋巴细胞再循环的途径和意义;
3. **了解** 淋巴细胞归巢的分子基础、再循环的意义。

【内容提要】

一、免疫器官

免疫器官根据其功能不同可分为中枢免疫器官、外周免疫器官。

1. 中枢免疫器官（central immune organ） 中枢免疫器官是免疫细胞发生、分化、发育与成熟的场所,它包括人和其他哺乳类动物的骨髓、胸腺及鸟类的腔上囊（法氏囊）。

（1）骨髓（bone marrow）:是主要的造血器官,为各类血细胞产生和免疫细胞发育成熟的场所;骨髓也是发生再次体液免疫应答的主要部位;记忆 B 细胞在骨髓中可缓慢而持久地产生大量抗体,成为血清抗体的主要来源。

（2）胸腺（thymus）:是 T 细胞分化、发育、成熟的场所。T 细胞分化成熟是在胸腺上皮细胞产生的多种胸腺肽类分子诱导下以及 T 细胞与胸腺上皮细胞间通过膜分子相互接触下完成的。成熟的 T 细胞亚群随血流循环至外周免疫器官。

2. 外周免疫器官（peripheral immune organ） 外周免疫器官是成熟淋巴细胞（T 细胞、B 细胞）定居的场所,也是免疫细胞接受抗原刺激产生特异性抗体和致敏淋巴细胞,并发生免疫应答的场所,它包括淋巴结、脾及黏膜相关淋巴组织等。

（1）淋巴结（lymph node）:由与静脉并行的淋巴管网络连接,是回收组织液的“过滤器”,也是具有免疫活性的 T、B 细胞移居和接受抗原刺激后发生免疫应答的重要场所。

（2）脾（spleen）:是最大的免疫器官,含大量 B 细胞、少量 T 细胞,除具有与淋巴结相似的功能外,还有造血、贮血及清除自身衰老血细胞和免疫复合物的功能,并可合成某些生物活性物质。

（3）黏膜相关淋巴组织:主要分布于黏膜固有层和上皮细胞下,是人体重要的防御屏障,是发生局部特异性免疫应答的主要部位。

二、淋巴细胞归巢与再循环

1. 淋巴细胞归巢（lymphocyte homing） 淋巴细胞归巢是指成熟淋巴细胞进入外周淋巴器官后,经血液循环选择性趋向迁移并定居于外周免疫器官的特定区域的过程,其分子基础是淋巴细胞与血管内皮细胞黏附分子间的相互作用,即淋巴细胞表面的归巢受体。

2. 淋巴细胞再循环（lymphocyte recirculation） 淋巴细胞再循环是指淋巴细胞在血液与淋巴组织之间的反复循环,有多条途径:

（1）淋巴结:血循环中的淋巴细胞→高内皮细胞小静脉（high endothelial venule, HEV）→淋巴结实质→输出淋巴管→胸导管→血循环。

（2）脾脏:血循环中的淋巴细胞→脾动脉血管壁→白髓→脾索→脾血窦→脾静脉→血循环。

（3）其他组织:血循环中的淋巴细胞→毛细血管壁→组织间隙→输入淋巴管→淋巴结→胸导管→血循环。

参与再循环的淋巴细胞以 T 细胞为主,约占 80%以上,其次为 B 细胞。

3. 淋巴细胞再循环的意义

（1）使体内淋巴细胞在外周免疫器官和组织中的分布更趋合理,有助于增强整个机体的免疫功能。

（2）通过不断地淋巴细胞再循环,可增加带有各种不同抗原受体的淋巴细胞与抗原和 APC 接触的机会。

（3）淋巴细胞再循环可使机体的所有免疫器官和组织联系起来成为一个有机整体,更为有效地发挥免疫效应。

【双语词汇】

central immune organ 中枢免疫器官
peripheral immune organ 外周免疫器官
bone marrow 骨髓
thymus 胸腺
lymph node 淋巴结
lymphocyte homing 淋巴细胞归巢

lymphocyte recirculation 淋巴细胞再循环

【习题与测试】

一、判断题（正确填"T"，错误填"F"。）

1. 淋巴细胞在中枢免疫器官中增殖不需要抗原的刺激。（ ）
2. NK 细胞无需抗体和补体的协助可自发识别并杀伤某些肿瘤细胞。（ ）
3. 骨髓是 T 淋巴细胞发生的场所。（ ）
4. 淋巴结是人体最大的外周免疫器官。（ ）
5. T 淋巴细胞和 B 淋巴细胞定居的部位是中枢免疫器官。（ ）
6. 免疫细胞发生、分化、发育与成熟的场所是外周免疫器官。（ ）
7. 淋巴结生发中心内的细胞主要是 T 细胞。（ ）
8. 骨髓是机体发生再次体液免疫应答的主要部位。（ ）
9. 胸腺是 T 细胞发育的主要场所。（ ）
10. 成熟淋巴细胞可通过淋巴细胞再循环运行于全身，以增强机体的免疫应答和效应。（ ）

二、单项选择题

（一）A1 型题

1. 属于人类中枢免疫器官的是
A. 阑尾　　　B. 淋巴结　　　C. 骨髓
D. 脾　　　　E. 扁桃体
2. 人类 T 淋巴细胞分化成熟的部位是
A. 胸腺　　　B. 淋巴结　　　C. 骨髓
D. 腔上囊　　E. 脾脏
3. 人类 B 淋巴细胞是在下列哪种免疫器官发育成熟的
A. 脾脏　　　B. 骨髓　　　　C. 腔上囊
D. 胸腺　　　E. 卵黄囊
4. 外周免疫器官包括
A. 骨髓、淋巴结、脾
B. 胸腺、脾脏、黏膜相关淋巴组织
C. 腔上囊、扁桃体、淋巴结
D. 脾、淋巴结、黏膜相关淋巴组织
E. 扁桃体、骨髓、淋巴结
5. 属于黏膜相关淋巴组织的是
A. 骨髓　　　B. 胸腺　　　　C. 脾脏
D. 扁桃体　　E. 淋巴结
6. 人类最大的免疫器官是
A. 骨髓　　　B. 胰腺　　　　C. 脾
D. 胸腺　　　E. 淋巴结

7. 由髓样干细胞和淋巴样干细胞发育分化而来的免疫细胞是
A. 单核巨噬细胞　　　B. 树突状细胞
C. NK 细胞　　　　　 D. T 细胞
E. 中性粒细胞
8. 淋巴结生发中心内的细胞主要是
A. T 细胞　　　　　　B. B 细胞
C. 树突状细胞　　　　D. 巨噬细胞
E. NK 细胞
9. 中枢免疫器官与外周免疫器官的区别是
A. 中枢免疫器官是 T 细胞分化成熟的部位
B. 外周免疫器官是 B 细胞分化成熟的场所
C. 中枢免疫器官是免疫细胞分化成熟的部位，而外周免疫器官是免疫细胞分布、定居及发生免疫应答的场所
D. 外周免疫器官是 T 细胞分化成熟的场所
E. 中枢免疫器官是 B 细胞分化成熟的场所
10. 可作为机体抗感染免疫第一道防线的外周免疫器官是
A. 骨髓　　　　　　　B. 脾脏
C. 淋巴结　　　　　　D. 胸腺
E. 黏膜相关淋巴组织
11. 禽类 B 细胞分化成熟的场所是
A. 腔上囊　　　　　　B. 胸腺
C. 骨髓　　　　　　　D. 脾脏
E. 淋巴结
12. 在个体发育过程中，最早产生的免疫器官是
A. 胸腺　　　　　　　B. 骨髓
C. 脾脏　　　　　　　D. 黏膜相关淋巴组织
E. 淋巴结
13. 淋巴结中初始 B 细胞主要存在于
A. 初级淋巴滤泡　　　B. 次级淋巴滤泡
C. 髓质区　　　　　　D. 生发中心
E. 深皮质区
14. 实验动物新生期切除胸腺后
A. 细胞免疫功能正常，体液免疫功能受损
B. 细胞免疫功能受损，体液免疫功能正常
C. 细胞免疫功能受损，体液免疫功能缺乏
D. 细胞免疫功能正常，体液免疫功能正常
E. 细胞免疫功能缺乏，体液免疫功能受损
15. 脾脏所不具备的作用是
A. 提供 T、B 细胞寄居的场所
B. 产生分泌型 IgA
C. 提供免疫应答的场所
D. 造血作用
E. 贮血作用

16. 淋巴结的功能不包括
A. T 细胞进行阴性选择的场所
B. 免疫细胞定居的场所
C. 产生初次免疫应答的场所
D. 清除异物
E. 参与淋巴细胞的再循环

（二）B 型题
（1～2 题共用备选答案）
A. 骨髓　　　　　　B. 胸腺　　　C. 脾脏
D. 淋巴结　　　　　E. 扁桃体
1. T 细胞在上述哪个器官发育成熟
2. 体内分布最广的外周免疫器官是

三、多项选择题
1. 免疫系统包括
A. 免疫细胞　　　　　　B. 免疫分子
C. 免疫原　　　　　　　D. 免疫器官
E. 中枢免疫器官
2. 关于 NK 细胞，以下正确的叙述是
A. 由淋巴系祖细胞分化而来
B. 能介导 ADCC 作用
C. 识别靶细胞具有特异性
D. 执行固有免疫应答
E. 体积较大
3. 下列哪些细胞属于固有免疫应答细胞
A. 单核巨噬细胞　　　　B. NK 细胞
C. B 细胞　　　　　　　D. T 细胞
E. 中性粒细胞
4. 中枢免疫器官场所使免疫细胞
A. 成熟　　　　　　B. 发育　　　C. 发生
D. 分化　　　　　　E. 以上说法均不正确
5. 关于中枢免疫器官的叙述,下列哪些是正确的
A. 是免疫细胞发生分化成熟的场所
B. 人类中枢免疫器官包括胸腺、骨髓
C. 骨髓是诱导 B 淋巴细胞分化成熟的场所
D. 胸腺是诱导 T 淋巴细胞分化成熟场所
E. 是发生免疫应答的场所
6. 胸腺基质细胞包括
A. 胸腺细胞　　　　　　B. 胸腺上皮细胞
C. 巨噬细胞　　　　　　D. 成纤维细胞

E. 树突状细胞
7. 口腔的免疫器官包括
A. 黏膜相关淋巴组织　　B. 咽淋巴环
C. 唾液腺淋巴组织　　　D. 口腔周围淋巴
E. 以上说法均正确
8. 执行适应性免疫应答的细胞是
A. T 细胞　　　　　　　B. B 细胞
C. NK 细胞　　　　　　D. 单核巨噬细胞
E. 肥大细胞
9. 人类的外周免疫器官有
A. 脾脏　　　B. 胸腺　　　　　C. 骨髓
D. 淋巴结　　E. 黏膜相关淋巴组织
10. 免疫细胞包括
A. 淋巴细胞　　　　　　B. 巨噬细胞
C. 嗜碱性粒细胞　　　　D. 单核细胞
E. 嗜酸性粒细胞

【参考答案】

一、判断题
1. T　　　2. T　　　3. T　　　4. F　　　5. F
6. F　　　7. F　　　8. T　　　9. T　　　10. T

二、单项选择题
（一）A1 型题
1. C　　2. A　　3. B　　4. D　　5. D
6. C　　7. B　　8. B　　9. C　　10. E
11. A　　12. A　　13. A　　14. E　　15. D
16. A
（二）B 型题
1. B　　　2. D

三、多项选择题
1. ABD　　　　2. ABDE　　　　3. ABE
4. ABCD　　　5. ABCD　　　　6. BCDE
7. ABCDE　　　8. AB　　　　　9. ADE
10. ABCDE

（杨九骈）

第四章 免疫细胞

1. 掌握 抗原特异性淋巴细胞(T、B 细胞)的概念；T 细胞在胸腺内发育的阳性选择和阴性选择；T、B 细胞的功能及重要表面分子；T 淋巴细胞亚群及功能；抗原提呈细胞（APC）的概念；

2. 熟悉 免疫细胞的概念及组成；固有免疫细胞的组成；NK 细胞的特征及功能；专职 APC 的种类及特点；单核吞噬细胞的表面标志及主要功能；

3. 了解 T 细胞发育的胸腺微环境；调节性 T 细胞、自然杀伤性 T 细胞；B 淋巴细胞亚群；APC 对内、外源性抗原的处理及 MHC 分子在细胞内提呈抗原的过程。

【内容提要】

一、基本概念

1. 免疫细胞（immunocyte） ①广义：免疫细胞是指所有参加免疫应答或与免疫应答有关的细胞及其前体细胞。主要包括造血干细胞、淋巴细胞、单核巨噬细胞及其他抗原提呈细胞、粒细胞、肥大细胞和红细胞等。②狭义：抗原特异性淋巴细胞：在免疫应答过程中能接受 Ag 刺激，继而活化、增殖、分化、发生特异性免疫应答的淋巴细胞，即 T、B 细胞。

2. 抗原提呈细胞（antigen-presenting cell，APC） 指能摄取、加工、处理抗原，并且将抗原以抗原肽-MHC 分子复合物形式提呈到细胞表面，供表面具有 TCR 的 T 淋巴细胞识别、选择、结合的一类细胞。体内专职抗原提呈细胞包括：单核巨噬细胞（MΦ）、树突状细胞（DC）及 B 淋巴细胞。

二、淋巴细胞

（一）T 淋巴细胞（T lymphocyte）

1. 淋巴 T 细胞的分化发育 胸腺细胞在胸腺从皮质到髓质分化为成熟的、有功能的 T 细胞时，必须经过以下三阶段：获得功能性 TCR 的表达、阳性选择（获得自身 MHC 限制性）和阴性选择（获得自身免疫耐受）。主要组织相容性复合体（MHC）分子在两种选择过程中起着关键的作用。

（1）阳性选择过程：主要是 CD4$^+$CD8$^+$ DP（double positive）胸腺细胞与胸腺皮质上皮细胞之间的相互作用。具有 TCR 的 DP 胸腺细胞若能与胸腺皮质上皮细胞表面的 MHC I 类或 II 类分子结合，就可能被选择而继续发育，否则会发生程序性细胞死亡，也称凋亡。在此过程中，胸腺皮质上皮细胞表面的 MHC II 类分子选择 DP 胸腺细胞表面的 CD4 分子，而使同一 DP 胸腺细胞表面的 CD8 分子减少，MHC I 类分子选择 DP 胸腺细胞表面的 CD8 分子，而使同一 DP 胸腺细胞表面的 CD4 分子减少，分别分化为 CD4$^+$CD8$^-$ 和 CD4$^-$CD8$^+$的单阳性细胞（single positive cell，SP）。这一选择过程赋予成熟的 CD4$^+$CD8$^-$T 细胞具有识别外源性抗原与自身 MHC II 分子复合物的能力，CD4$^-$CD8$^+$T 细胞具有识别内源性抗原与自身 MHC I 类分子复合物的能力，成为 T 细胞 MHC 限制现象的基础。

经过阳性选择过程，绝大部分 DP 胸腺细胞凋亡，只有小部分（1%左右）的 DP 胸腺细胞存活并发育增殖为具有自身 MHC 限制性的 T 细胞。

（2）阴性选择过程：主要是 SP 胸腺细胞与胸腺皮质、髓质交界处的巨噬细胞、树突状细胞或髓质上皮细胞之间的相互作用。经过阳性选择后的 SP 胸腺细胞若能与上述细胞表面的自身抗原肽-MHC 分子复合物结合，即停止发育，导致自身反应性 T 细胞克隆死亡并被排除，或成为失能（anergy）细胞，形成自身耐受。只有不与之结合的 SP 胸腺细胞才能存活并继续发育成熟为能识别外来抗原的 CD4$^+$CD8$^-$ 或 CD4$^-$CD8$^+$单阳性细胞，即具有免疫功能的成熟 T 细胞。

（3）小结：

1）T 细胞的成熟过程分为双阴性、双阳性和单阳性三个时期：①双阴性（DN）期：不表达 CD3、CD4、CD8 分子，称为双阴性 T 细胞。②双阳性（DP）期：T 细胞首先表达 CD8 分子，CD8 分子的出现促进 CD4 分子的表达，CD3 从低到高表达。转化成双阳性 T 细胞。③单阳性（SP）期：双阳性 T 细胞在胸腺中经阳性选择过程，分化为 CD4$^+$CD8$^-$ 或 CD4$^-$CD8$^+$T 细胞，即单阳性 T 细胞。

2）胸腺中 T 细胞的选择：①部位：在胸腺皮质、髓质交界处。②阳性选择：阳性选择的意义在于赋予成熟 T 细胞具有识别、结合 MHC 的能力，使 T 细胞在识别抗原时显示 MHC 限制性。③阴性选择：其意义在于清除了自身反应性 T 细胞克隆。④在两种选择过程中，被淘汰的细胞均以凋亡方式死亡，或成为失能细胞。

2. T 细胞的表面标志及其功能

（1）TCR-CD3 复合物：

1）TCR 是 T 细胞特有的表面标志，是 T 细胞识别、结合抗原的主要单位。同一 T 细胞克隆具有结构相同的 TCR 分子，识别同一类抗原或同一类 T 细胞表位。TCR 在同一个体内组成多样性极为丰富的 TCR 谱或受体谱，赋予个体对环境中数量众多、易于突变的病原体进行识别和应答的巨大潜力。TCR 分为两类：一类由 α、β 两条多肽链以二硫键连接组成的异二聚体，外周血中 90%～95% 的 T 细胞表达；另一类是由 γ、δ 两条多肽链组成，外周血中 5%～10% 的 T 细胞表达。TCR 结构与免疫球蛋白分子相似，两条链均为跨膜蛋白。每条链的胞外区包含一个可变区和一个恒定区。可变区与抗原表位特异性结合、互补。跨膜区带正电荷，通过盐桥与 CD3 连接。胞内区较短，不具有信号转导的功能。

2）CD3 是成熟 T 细胞又一特征性表面标志，是 TCR-CD3 复合体中信号转导的亚单位，能将 TCR 接受的抗原刺激信号转导至细胞内，使 T 细胞活化。CD3 由 γ、δ、ε、ζ、η 五种肽链组成，以 γε、δε、ζζ 或 ηζ 的六聚体形式与 TCR 共同组成复合体。

（2）CD4、CD8 分子：成熟的 T 细胞只表达 CD4 或 CD8，是 TCR-CD3 的辅助受体（co-receptor），协助识别 MHC 分子，加强 APC 与 T 细胞的相互作用，又帮助 TCR 的信号传递。CD4 由一条链组成，胞外区有 4 个 Ig 样结构域，远端的两个结构域可与 MHC-II 分子的 β2 结构域结合。CD8 由 α、β 两条链组成，胞外区各有一个 Ig 样结构域，能与 MHC-I 分子的 α3 功能区结合。

（3）协同刺激分子：位于 T 细胞膜上的各种膜分子，通过与 APC 或靶细胞上的配基结合，提供 T 细胞活化的第二信号（又称协同刺激信号）。

1）CD28、CTLA4（CD152）：配体均为 CD80/86（B7-1/B7-2），CD28 与 CD80/86 的结合，给予 T 细胞活化、增殖信号，并促白介素（IL）-2 的产生。CTLA4 表达于已活化的 T 细胞上，CTLA4-CD80/86 结合，使已活化 T 细胞产生抑制信号，终止 T 细胞活化，调节细胞的功能。

2）CD40L（CD154）：表达于活化的 CD4⁺T 细胞，可与 APC 上表达的 CD40 结合。作用：促 APC 活化，表达 B7 增加，IL-12 合成增加，反过来，B7、IL-12 又可以促 T 细胞活化。在 TD-Ag 诱导的 B 细胞活化中，CD40-CD40L 的结合，有显著的促 B 细胞的活化、记忆 B 细胞形成的作用。

3）淋巴细胞功能相关抗原（LFA）-1 与细胞间素黏附分子（ICAM）-1、ICAM-2、ICAM-3：促进 T 细胞与靶细胞或其他细胞间的相互结合，增强免疫效应。

4）CD2 分子（LFA-2）：又称绵羊红细胞受体（SER），与 CD58（LFA-1）、CD59 和 CD48 结合，介导 T 细胞与 APC 或靶细胞之间的黏附，提供效应 T 细胞激活信号。

（4）丝裂原受体：伴刀豆球蛋白（ConA）、植物凝集素（PHA）、美洲商陆丝裂原（PWN）可与 T 细胞表面相应的受体结合，使之被激活并增殖分化为淋巴母细胞，可用于检测 T 细胞功能状态。

（5）细胞因子受体（CKR）：T 细胞表面有许多 CKR，静止和活化的 T 细胞表面 CKR 的数目和亲和力差别很大。

（6）表面抗原：MHC I 类分子存在于所有 T 细胞表面，MHC II 类分子只表达在活化的 T 细胞表面。

（7）其他表面受体：如 CD2 分子、FcγR 和 FcμR、补体受体 CR1（CD35）、人类免疫缺陷病毒（HIV）受体（CD4）等。

3. T 淋巴细胞的亚群

（1）按 TCR 的种类：分为 TCRαβ⁺T 细胞 TCRγδ⁺T 细胞。

（2）按 CD 分子：分为 CD4⁺T 细胞、CD8⁺T 细胞。

（3）按 T 细胞功能：分为辅助性 T 细胞（helper T cell，Th cell）、细胞毒性 T 细胞（cytotoxic T cell，CTL/Tc cell）和调节性 T 细胞（regulatory T cell，Tr cell）。

（4）按对抗原的应答分化阶段：分为初始 T 细胞（naive T cell）、效应 T 细胞（effector T cell）和记忆 T 细胞（memory T cell）。（见表 4-1）

表 4-1　不同发育期 T 细胞的特点

	初始 T 细胞	效应 T 细胞	记忆 T 细胞
生长周期	G_0	生长期	G_0
存活期	短	短	长
表达分子	CD45RAL-选择素	高亲和力 IL-2R 黏附分子	CD45RA 黏附分子
功能	再循环、识别 Ag	不参与再循环、迁移	同效应 T 细胞

4. T 淋巴细胞的功能

（1）CD4[+]T 淋巴细胞：Th0 分化为 Th1、Th2 亚群，他们分泌不同的细胞因子，执行着不同的功能。①CD4[+]Th1：主要分泌 IL-2、IL-12、干扰素（IFN）-γ、TNF-β/α 等，介导与细胞毒和局部炎症有关的免疫应答，参与细胞免疫及迟发型超敏性炎症的形成，故亦称为迟发型超敏反应性 T 淋巴细胞，可被视为 DTH T 细胞。②CD4[+]Th2：主要分泌 IL-4、IL-5、IL-10、IL-13，主要功能为刺激 B 细胞增殖并产生抗体，与体液免疫相关。

（2）CD8[+]细胞毒性 T 细胞（CTL）：特异性直接杀伤靶细胞（肿瘤细胞、病毒感染细胞），致靶细胞裂解。（见图 4-1）

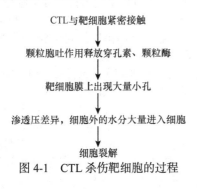

图 4-1　CTL 杀伤靶细胞的过程

（二）B 淋巴细胞（B lymphocyte）

1. B 细胞的表面分子

（1）BCR 复合物：①BCR：即 mIg，是 B 细胞特征性表面标志，也是 B 细胞特异性识别、结合抗原的主要单位，为单体的 IgM、IgD。mIg 类别随 B 细胞发育阶段而不同：未成熟 B 细胞仅表达 mIgM；成熟的 B 细胞同时表达 mIgM 及 mIgD；接受抗原刺激后，B 细胞表面的 mIgD 很快消失；记忆 B 细胞不表达 mIgD。BCR 结合抗原的部位为 V_H 和 V_L 区，胞质部分很短，不能传递抗原结合信息。②BCR 复合物：Igα（CD79α）、Igβ（CD79β）与 BCR 以非共价结合，形成 BCR 复合物。在 B 细胞应答中，BCR 特异性识别抗原分子中的 B 细胞表位，而 Igα、Igβ 则负责将 BCR 特异性识别抗原的信号传入细胞内，还参与 Ig 从胞内向胞膜的转移。

（2）B 细胞辅助受体：是由 CD19/CD21/CD81 组成的复合物。CD19 为所有 B 细胞共有的表面标志，参与 B 细胞活化信号的转导；CD21 分子即补体 2 受体（CR2），主要表达于静止的成熟 B 细胞表面，CD21 能与补体 C3d（C3b 的降解片段）结合，通过 C3d 和抗原的结合与 BCR 发生桥梁，增强对 B 细胞的刺激。另外人类 CD21 也是 EB 病毒受体，EB 病毒能够选择性感染人 B 细胞，导致传染性单核细胞增多症。

（3）协同刺激分子——CD40 及 CD80/CD86：①CD40：组成性表达在 B 细胞，与 CD40L 结合，在 B 细胞的活化中起重要的作用。②CD80/CD86：在活化的 B 细胞表达，在 B 细胞作为 APC 中起重要作用。

（4）补体受体——CR1（CD35）及 CR2（CD21）：①CR1（CD35）：是 C3b 受体，见于成熟 B 细胞、红细胞，尤其在活化的 B 细胞表面，CR1 明显增高。②CR2（CD21）：CD21 是 B 细胞活化辅助受体的一个组分。

（5）Fc 受体：多数 B 细胞表达 FcγR II，活化期明显增高。在 B 细胞上，还表达 IgM、IgA、IgE 的 Fc 片段受体。

（6）细胞因子受体：多种细胞因子参与调节 B 细胞活化、增殖和分化。

（7）丝裂原受体：多种丝裂原可与 B 细胞表面丝裂原受体结合，使之被激活并增殖分化为淋巴母细胞，可用于检测 B 细胞功能状态。

（8）MHC 抗原：B 细胞表面表达 MHC I 类和 MHC II 类抗原。

2. B 细胞亚群　依照 CD5 的表达与否，把 B 细胞分为

（1）B1 细胞：表面表达 CD5、mIgM，即使成熟时也不表达 mIgD，因发育在先，称为 B1 细胞。

（2）B2 细胞：即平常所说的 B 细胞。（见表 4-2）

表 4-2 B1 细胞与 B2 细胞的比较

性质	B1 细胞	B2 细胞
初次产生的时间	胎儿期	出生后
更新方式	自我	骨髓产生
自发产生 Ig	高	低
分泌的 Ig 的同种型	IgM	IgG
体细胞高频突变	低/无	高
发生应答的 Ag	碳水化合物	蛋白质

3. B 细胞的功能

（1）产生抗体：具有中和作用，调理作用和激活补体。

（2）提呈抗原：有效地提呈可溶性抗原。

（3）分泌细胞因子：参与免疫调节、炎症反应和造血过程。

（三）自然杀伤细胞（NK 细胞）

1. NK 细胞概述

（1）来源于骨髓淋巴干细胞，发育成熟需要骨髓的微环境。主要分布于外周血和脾。

（2）不表达特异性抗原识别受体。

（3）无须抗原预先激活即可杀伤肿瘤及病毒感染细胞。在抗体存在的情况下，也可通过细胞表面的 IgG FcγR 与 IgG 结合的肿瘤细胞或病毒感染细胞，这种作用为抗体依赖性细胞介导的细胞毒作用（antibody-dependent cell-mediated cytotoxicity，ADCC）。

（4）还可分泌细胞因子参与免疫调节作用。

2. NK 细胞表面标志及其作用

NK 细胞表面有许多膜分子，如：CD56、CD16、CD2、CD11/CD18 以及活化、抑制受体。特定鉴别标志：$CD3^-CD56^+CD16^+$，无特异性 BCR/TCR 的淋巴样细胞。

3. NK 细胞表面杀伤活化及杀伤抑制受体

NK 细胞能够杀伤肿瘤细胞、病毒感染细胞，而对正常细胞不具细胞毒作用，表明 NK 对自身正常组织细胞及异常组织具有一定的识别能力。

NK 细胞表面两类受体分别为：①杀伤细胞活化受体（KAR），配体为异常组织成分；②杀伤细胞抑制受体（KIR）：配体为正常组织成分。

在生理条件下，以抑制性受体的作用占主导，即抑制性受体与 HLA I 有高亲和力，表现为 NK 细胞对正常组织细胞的不杀伤作用。

4. NK 细胞杀伤靶细胞的机制

（1）穿孔素/颗粒酶途径。

（2）Fas 与 FasL 途径。

（3）TNF 与 TNFR-I 途径。

三、抗原提呈细胞（antigen presenting cell，APC）

1. APC 的分类

（1）专职性 APC（professional APC）：包括树突状细胞、单核巨噬细胞、B 细胞。表达 MHC Ⅱ类分子和参与 T 细胞活化的共刺激分子。

（2）非专职性 APC（non-professional APC）：包括内皮细胞、成纤维细胞、各种上皮细胞及间皮细胞和嗜酸性粒细胞等，通常不表达 MHC Ⅱ类分子，但在炎症作用下可表达 MHC Ⅱ类分子，并能处理和提呈抗原。

2. 专职性抗原提呈细胞的特征及其功能

专职性抗原提呈细胞必须具备从外界环境摄取复杂抗原的能力，并将其降解为适合提呈的小的片段，以抗原肽-MHC 复合物形式表达在自身的表面以被淋巴细胞所识别。另外，它们还需要具备提呈给淋巴细胞其他信号的能力，以调节免疫细胞的活性。当淋巴细胞与抗原提呈细胞表面的复合物分子紧密结合时，免疫反应即开始发生。抗原提呈细胞表面与淋巴细胞结合的区域，称为免疫（表位）。

（1）树突状细胞（dendritic cell，DC）：树突状细胞是目前所知体内功能最强的专职 APC，最大的特点是能刺激初始 T 细胞活化增殖，是机体免疫应答的启动者。树突状细胞活化幼稚 T 细胞等方面的分子机制尚不明确。其生物学功能为①抗原提呈；②免疫调节作用；③参与免疫耐受。

（2）B 细胞：记忆 B 细胞高水平表达细胞表面的 MHC Ⅱ类分子，但不能激发初期的 T 细胞反应。记忆 B 细胞不表达抗原提呈细胞所需的协同刺激分子 B7-1 和 B7-2，但它们在活化前表达。在整个免疫过程中，B 细胞通过表面的免疫球蛋白（smIg/BCR）特异性识别和结合抗原，再进行内吞，并提呈给相关 T 细胞（B 细胞其余功能见前面内容）。

（3）单核巨噬细胞（mononuclear phagocyte，MP）：单核巨噬细胞能够吞噬各种抗原，在不产生免疫反应情况下将抗原降解以达清除的目的。它们含有甘露糖受体和清道夫受体等识别微生物抗原的受体。细菌等微生物进入巨噬细胞内被降解。这种机制对细菌的清除很重要。巨噬细胞通常表达低水平的 MHC Ⅱ类分子和协同刺激分子。其生物学作用为①吞噬和消化作用；②加工和提呈抗原；③调节免疫应答；④介导炎症反应。

【双 语 词 汇】

immunocyte　免疫细胞
antigen-presenting cell（APC）　抗原提呈细胞
T cell　T 细胞
helper T cell（Th）　辅助性 T 细胞
cytotoxic T lymphocyte（CTL）/cytotoxic T cell（Tc cell）　细胞毒性 T 细胞
regulatory T cell（Tr）　调节性 T 细胞
naive T cell　初始 T 细胞
effector T cell　效应 T 细胞
memory T cell　记忆 T 细胞
B lymphocyte　B 淋巴细胞
natural killer cell　自然杀伤细胞，即 NK 细胞
mononuclear phagocyte　单核巨噬细胞
mononuclear cell　单核细胞
macrophage　巨噬细胞
dendritic cell　树突状细胞
T cell receptor（TCR）　T 细胞受体
B cell receptor（BCR）　B 细胞受体
sheep erythrocyte receptor（SER）　绵羊红细胞受体，即 CD2，LFA-2
PWN（pokeweed mitogen）receptor　美洲商陆丝裂原受体
ConA（concanavalin A）receptor　伴刀豆球蛋白受体
PHA（phytohemagglutinin）receptor　植物凝集素受体

【习题与测试】

一、判断题（正确填"T"，错误填"F"。）

1. 所有参加免疫应答或与免疫应答有关的细胞及其前体细胞都属于免疫细胞。（　　）
2. B 细胞既是抗原特异性淋巴细胞，又是一类重要的专职性抗原提呈细胞。（　　）
3. 成熟 T 细胞为 $CD4^+CD8^+$ 的双阳性细胞。（　　）
4. TCR 是 T 细胞识别、结合抗原的主要单位。（　　）
5. BCR 是表达在 B 细胞膜上的跨膜型免疫球蛋白，称为膜表面免疫球蛋白（smIg）。（　　）
6. $CD4^+Th1$ 主要功能为刺激 B 细胞增殖并产生抗体，与体液免疫相关。（　　）

7. $CD4^+Th2$ 参与细胞免疫及迟发型超敏性炎症的形成，故亦称为迟发型超敏反应性 T 淋巴细胞。（　　）
8. NK 细胞无须抗原预先激活即可杀伤肿瘤及病毒感染细胞。（　　）
9. $CD8^+T$ 细胞（CTL）杀伤靶细胞（肿瘤及病毒感染细胞）的作用是非特异性的。（　　）
10. 树突状细胞能刺激初始 T 细胞活化增殖，是机体免疫应答的启动者。（　　）

二、单项选择题

（一）A1 型题

1. 免疫活性细胞是指
A. 单核巨噬细胞、粒细胞系
B. 淋巴细胞系、红细胞
C. 粒细胞系、红细胞
D. 淋巴细胞系、单核巨噬细胞
E. T、B 细胞
2. 未成熟 B 淋巴细胞表达的膜表面免疫球蛋白是
A. mIgA　　B. mIgM　　C. mIgE
D. mIgD　　E. mIgG
3. 具抗原提呈作用的细胞是
A. T 淋巴细胞　　B. B 淋巴细胞
C. NK 细胞　　D. TIL
E. LAK 细胞
4. B 淋巴细胞的协同刺激分子是
A. CD2　　B. CD40　　C. ConA
D. mIg　　E. CR
5. B 淋巴细胞能特异性识别抗原的受体是
A. E 受体　　B. IgFc 受体　　C. C3 受体
D. smIg　　E. IgE Fc 受体
6. 所有外周血 B 淋巴细胞具有的分化抗原是
A. CD3　　B. CD4　　C. CD5
D. CD8　　E. CD19
7. 关于 BCR 的特征，下列哪项是错误的
A. mIg 与 Igα、Igβ 组成复合物
B. 可直接结合游离抗原
C. 识别抗原无 MHC 限制性
D. 可与任何蛋白质抗原发生应答
E. 识别的表位是线性表位
8. 可用于鉴定 Th1/Th2 细胞的单克隆抗体是
A. 抗 CD2　　B. 抗 CD3　　C. 抗 CD4
D. 抗 CD8　　E. 抗 CD28
9. 吞噬细胞包括有
A. 单核吞噬细胞系统和中性粒细胞
B. 单核吞噬细胞系统和 NK 细胞
C. 巨噬细胞和中性粒细胞

D. 巨噬细胞和外周血中的单核细胞

E. 外周血中的单核细胞和中性粒细胞

10. 感染时，最早被招募到感染部位的吞噬细胞是

A. 巨噬细胞　　　　　B. 中性粒细胞

C. NK 细胞　　　　　D. 单核细胞

E. T 细胞

11. 具有非特异性杀伤作用的细胞是

A. Th 细胞　　　　　B. Tc 细胞

C. TCRαβ 阳性细胞　D. NK 细胞

E. Ts 细胞

12. 有 MHC 限制的杀伤细胞是

A. TIL 细胞　　　　　B. LAK 细胞

C. NK 细胞　　　　　D. CTL

E. MP

13. 关于 NK 细胞的特性，下列哪项是错误的

A. 无 smIg　　　　　B. 来源于骨髓

C. 表达 IgFc 受体　　D. 具有吞噬作用

E. 无 TCR

14. 在特异性免疫应答的感应阶段，巨噬细胞的主要作用是

A. 生成补体　　　　　B. 释放活性氧

C. 分泌溶菌酶　　　　D. 参与 ADCC

E. 摄取、加工处理和提呈抗原

15. APC 不包括下列哪项

A. T 细胞　　　　　　B. B 细胞

C. 巨噬细胞　　　　　D. 树突状细胞

E. 朗格汉斯细胞

16. T 细胞识别的抗原是

A. 可溶性的蛋白质抗原

B. 游离的蛋白质抗原

C. 类脂抗原

D. 与 MHC 结合并表达于细胞表面的抗原肽片段

E. 多糖类抗原

17. CD4$^+$ T 细胞识别的抗原是

A. 抗原肽-MHC I 类分子复合物

B. 多糖类抗原

C. 游离的蛋白质抗原

D. 抗原肽-MHC II 类分子复合物

E. 类脂抗原

18. CD8$^+$ T 细胞识别的抗原是

A. 抗原肽-MHC I 类分子复合物

B. 多糖类抗原

C. 游离的蛋白质抗原

D. 抗原肽-MHC II 类分子复合物

E. 类脂抗原

19. APC 处理过的外源性抗原与 MHC 结合后提呈

A. B 细胞　　　　　　B. CD4$^+$ T 细胞

C. CD8$^+$ T 细胞　　　D. 巨噬细胞

E. NK 细胞

20. T 淋巴细胞能形成 E 花环是因为其细胞膜上具有

A. CD2　　　　B. CD3　　　C. CD4

D. CD8　　　　E. TCR

21. 下列哪项不属于 NK 细胞的特点

A. 直接来源于骨髓　　B. 无抗原识别受体

C. 直接杀伤靶细胞　　D. 作用受 MHC 限制

E. 作用不受 MHC 限制

22. 能特异性直接杀伤靶细胞的细胞是

A. Th2 细胞　　　　　B. Tc 细胞

C. 巨噬细胞　　　　　D. NK 细胞

E. 中性粒细胞

23. APC 膜上与呈递外源性抗原密切相关的表面标记是

A. MHC I 类抗原　　　B. MHC II 类抗原

C. FcR　　　　　　　D. C3bR

E. CD40

24. 可分泌穿孔素颗粒酶的细胞是

A. Tc 细胞和 NK 细胞

B. Tc 细胞和巨噬细胞

C. B 细胞和 NK 细胞

D. B 细胞和巨噬细胞

E. Tc 细胞和 B 细胞

25. 主要激活初始 T 细胞的 APC 是

A. 内皮细胞　　　　　B. B 细胞

C. 树突状细胞　　　　D. 巨噬细胞

E. 成纤维细胞

26. B 细胞不同于其他 APC 的特点是通过

A. BCR 直接摄取抗原

B. 吞饮作用摄取抗原

C. 吞噬作用摄取抗原

D. FcR 摄取抗原抗体复合物

E. 甘露糖受体摄取甘露糖抗原

27. 与 mIg 共同组成 BCR 复合物的 CD 分子是

A. CD3 和 CD2　　　B. CD79a 和 CD79b

C. CD19 和 CD21　　D. CD40 和 CD40L

E. CD80 和 CD86

28. 提呈低浓度抗原最有效的 APC 是

A. 巨噬细胞　　　　　B. DC

C. 上皮细胞　　　　　D. B 细胞

E. 内皮细胞

29. 人类 B 细胞具有的特征性表面标志是

A. 膜表面免疫球蛋白（mIg）

B. CD4 分子

C. CD8 分子

D. TCR

E. CD3 分子

30. MPS 参与的免疫功能不包括

A. 吞噬杀伤作用

B. 提呈抗原，启动免疫应答

C. 激活补体

D. 分泌补体

E. 免疫调节

（二）A2 型题

1. 患儿，男性，9 岁，主因"间断发热伴咽痛 1 周"入院。体温最高 39.5℃，伴鼻塞、声音略嘶哑，偶有头痛，无咳嗽、流涕等不适。血常规：白细胞 $16.0×10^9$/L，中性粒细胞 0.19，淋巴细胞 0.73，血红蛋白 113g/L，血小板 $165×10^9$/L；白细胞人工分类：异常淋巴细胞 0.21；EB 病毒和抗体阳性。请问 EB 病毒与 B 细胞表面的何种分子结合，可导致 B 细胞的活化出现异常增殖

A. CD40　　B. CD80　　C. CD21

D. CD19　　E. CD81

（三）B 型题

（1～3 题共用备选答案）

A. T 细胞　　B. NK 细胞　　C. 中性粒细胞

D. B 细胞　　E. 嗜碱性粒细胞

1. 能分化为浆细胞产生抗体的细胞是

2. 再次免疫应答中的抗原提呈细胞主要是

3. 表面具有 CD56 分子，可非特异性杀伤肿瘤细胞的是

（4～8 题共用备选答案）

A. Th1　　B. Th2　　C. Tc

D. Treg　　E. NKT

4. 抑制免疫应答的是

5. 辅助 B 细胞产生 IgE 的细胞是

6. 介导迟发型超敏反应的细胞是

7. 杀伤靶细胞具有 MHC 限制性的细胞是

8. 杀伤靶细胞无 MHC 限制性的细胞是

三、多项选择题

1. 执行固有免疫应答功能的细胞有

A. NK 细胞　　　　B. B 细胞

C. T 细胞　　　　　D. 单核巨噬细胞

E. 中性粒细胞

2. 执行适应性免疫应答功能的细胞有

A. NK 细胞　　　　B. B 细胞

C. T 细胞　　　　　D. 单核巨噬细胞

E. 中性粒细胞

3. 免疫细胞包括

A. 淋巴细胞系　　　　B. 单核巨噬细胞

C. 神经细胞　　　　　D. 粒细胞系

E. 抗原提呈细胞

4. 关于 NK 细胞，以下正确的叙述是

A. 由淋巴系祖细胞分化而来

B. 能介导 ADCC 作用

C. 识别靶细胞具有特异性

D. 执行固有免疫应答

E. 体积较

5. 单核吞噬细胞的功能是

A. 吞噬清除异物

B. 分泌补体和多种细胞因子

C. 产生抗体

D. 处理抗原，参与免疫功能

E. 吞噬清除衰老或破碎的细胞

6. γδT 细胞的特点是

A. 可杀伤肿瘤细胞

B. 参与特异性免疫应答

C. 直接识别抗原

D. 其作用受 MHC 的限制

E. 在表皮和黏膜下占优势

7. CD5$^+$ B 淋巴细胞产生免疫应答的特点是

A. 产生抗体的类别是 IgG

B. 主要对一些自身抗原产生应答

C. 不依赖于 T 淋巴细胞产生免疫应答

D. 产生的抗体有亲和力成熟现象

E. 可能与一些自身免疫病有关

8. 具有抗原识别受体的免疫细胞包括

A. T 细胞　　　　　B. B 细胞

C. 巨噬细胞　　　　D. NK 细胞

E. 中性粒细胞

9. 关于 B 淋巴细胞的叙述，下列哪些是正确的

A. CD40 分子可作为 B 淋巴细胞标志

B. 表达 MHC Ⅰ 类和 MHC Ⅱ 类分子

C. 对 Th 细胞具有调节作用

D. 参与Ⅳ型超敏反应

E. 具有呈递抗原的作用

10. 具有 Fc 受体的细胞是

A. NK 细胞　　　　B. B 淋巴细胞

C. 单核细胞　　　　D. 中性粒细胞

E. 部分 T 淋巴细胞

11. 能活化 B 淋巴细胞的抗原是

A. ConA　　B. LPS　　C. SPA

D. PHA　　E. PWN

12. 具有抗原提呈作用的细胞是

A. 上皮细胞　　　　B. 巨噬细胞

C. B 淋巴细胞　　　　D. NK 细胞

E. 肥大细胞

13. B 淋巴细胞的表面分子有

A. CD19　　　　B. CD21　　　　C. CD79

D. CD4　　　　E. CD40

14. 成熟 B 淋巴细胞表面的 mIg 主要是

A. mIgA　　　　B. mIgG　　　　C. mIgD

D. mIgE　　　　E. mIgM

15. 能活化 T 细胞的有丝分裂原有

A. PHA　　　　B. ConA　　　　C. PWN

D. SAC　　　　E. LPS

16. B 细胞表面的协同刺激分子有

A. CD40　　　　B. CD80　　　　C. CD86

D. CR　　　　E. CD22

17. 双阳性 T 细胞，是指表达下列哪两种 CD 分子的细胞

A. CD3　　　　B. CD4　　　　C. CD8

D. CD28　　　　E. CD45

18. NK 细胞自然杀伤靶细胞的特点是

A. 不需要抗原刺激

B. 识别靶细胞不受 MHC Ⅱ 类分子限制

C. 靶细胞表面 MHC Ⅰ 类分子表达减弱时，NK 细胞杀伤能力增强

D. 穿孔素导致靶细胞溶解

E. 具有 ADCC

19. 关于 NK 细胞的作用，下列哪些是正确的

A. 具有细胞毒作用

B. 是免疫监视功能的重要执行者

C. 是机体抗肿瘤的第一道防线

D. 在非特异免疫中发挥重要作用

E. 是 ADCC 的主要细胞

20. 能非特异性杀伤靶细胞的细胞有

A. Tc 细胞　　　　B. NK 细胞

C. B 淋巴细胞　　　　D. 巨噬细胞

E. 中性粒细胞

21. 下列哪些属于巨噬细胞

A. 破骨细胞　　　　B. 肺泡巨噬细胞

C. 小胶质细胞　　　　D. 血中中性粒细胞

E. 肝库普弗细胞

22. 能杀伤靶细胞的细胞包括

A. NK 细胞　　　　B. CTL

C. TIL　　　　D. 巨噬细胞

E. LAK 细胞

23. 淋巴结中可捕获抗原的细胞是

A. T 淋巴细胞　　　　B. 巨噬细胞

C. 树突状细胞　　　　D. B 淋巴母细胞

E. NK 细胞

【参 考 答 案】

一、判断题

| 1. T | 2. T | 3. F | 4. T | 5. T |
| 6. F | 7. F | 8. T | 9. F | 10. T |

二、单项选择题

（一）A1 型题

1. E	2. B	3. B	4. B	5. D
6. E	7. E	8. C	9. A	10. B
11. D	12. D	13. C	14. E	15. A
16. D	17. D	18. A	19. B	20. A
21. D	22. B	23. B	24. A	25. C
26. A	27. B	28. D	29. A	30. C

（二）A2 型题

1. C

（三）B 型题

| 1. D | 2. D | 3. B | 4. D | 5. B |
| 6. A | 7. C | 8. E | | |

三、多项选择题

1. ADE	2. BCD	3. ABDE
4. ABDE	5. ABDE	6. ACE
7. BCE	8. AB	9. ABCE
10. ABCD	11. BCE	12. ABC
13. ABCE	14. CE	15. ABC
16. ABC	17. BC	18. ABCDE
19. ABCDE	20. BDE	21. ABCE
22. ABCDE	23. BC	

（吴丽园）

第五章 免疫球蛋白与抗体

1. **掌握** 抗体、免疫球蛋白的概念；免疫球蛋白的基本结构、功能区、酶解片段及免疫球蛋白的生物学活性；
2. **熟悉** 五种免疫球蛋白的特性及功能；
3. **了解** 免疫球蛋白的异质性及抗体的制备。

【内 容 提 要】

一、基本概念

1. **抗体（antibody，Ab）** 指由 B 淋巴细胞受抗原刺激后增殖分化为浆细胞所产生的、能与抗原特异性结合的糖蛋白，主要存在于血液和组织液中，发挥体液免疫功能。

2. **免疫球蛋白（immunoglobulin，Ig）** 指具有抗体活性或化学结构与抗体相似的球蛋白，可分为分泌型和膜型两种，前者主要存在于体液中；后者称膜型免疫球蛋白（membrane Ig，mIg），表达于 B 细胞膜表面，为 B 细胞膜上的抗原识别受体，即 BCR。

二、免疫球蛋白的结构

（一）基本结构——四肽链结构

免疫球蛋白分子是由两条相同的重链和两条相同的轻链通过链间二硫键连接而成，呈 "Y" 字形四肽链结构。

1. **重链和轻链（heavy chain and light chain，H 链和 L 链）**

（1）重链：由 450～550 个氨基酸残基组成。根据 H 链恒定区氨基酸组成的差异，H 链可分为 γ、α、μ、δ 和 ε 链，据此免疫球蛋白被分为五类，分别称为 IgG、IgA、IgM、IgD 和 IgE。同一类 Ig 根据其铰链区氨基酸组成 H 链二硫键的数目和位置的差别，又可分为不同的亚类。如 IgG 可分为 IgG1～IgG4 四个亚类，IgA 可分为 IgA1 和 IgA2 两个亚类。

（2）轻链：由约 210 个氨基酸残基组成。根据 L 链恒定区氨基酸组成的差异，L 链可分为 κ 和 λ 链，据此将免疫球蛋白分为 κ 型和 λ 型。同一 Ig 分子中的 L 链均为同型，但每类 Ig 都可以有 κ 型和 λ 型。正常人血清中 κ 型和 λ 型之比约为 2：1。同一型 Ig 根据其 L 链恒定区的差异又可分为亚型。λ 链可分为 λ1～λ4 四种亚型。

2. **可变区和恒定区（variable region and constant region，V 区和 C 区）**

（1）可变区：H 链和 L 链近 N 端约 110 个氨基酸序列变化较大的区域，称为 V 区。H 链和 L 链的 V 区分别称为 V_H 和 V_L。

1）高变区（hypervariable region，HVR）：V_H 和 V_L 中各有三个区域的氨基酸组成和排列顺序高度可变，这些区域称为高变区，组成 Ig 的抗原结合部位，是抗体和抗原表位互补结合的关键部位，又称为互补决定区（complementarity determining region，CDR），决定抗体的特异性。

2）骨架区：在 V 区中除 CDR 外的区域，为 HVR 提供空间构型。

（2）恒定区：靠近 C 端氨基酸序列相对稳定的区域，称为 C 区。H 链和 L 链的 C 区分别称为 C_H 和 C_L。它是 Ig 分类和分型的依据，也是制备第二抗体的抗原基础。

3. **铰链区（hinge region）** 位于 C_H1 和 C_H2 之间，富含脯氨酸，使 Ig 伸屈自如，便于抗体分子与抗原表位结合。铰链区容易被木瓜蛋白酶、胃蛋白酶等水解。

4. **结构域（structural domain）** Ig 分子的每条肽链可折叠成几个球形的结构域，其结构特征相似，均由约 110 个氨基酸组成，氨基酸的序列具有相似性和同源性，是 Ig 发挥各种功能的基本单位，又称为功能区。L 链有 V_L 和 C_L 两个功能区；H 链有 1 个 V_H 功能区，IgG、IgA 和 IgD 的 H 链各有 3 个 C_H 功能区，IgM 和 IgE 的 H 链则各有 4 个 C_H 功能区。

（1）V_H 和 V_L：特异性结合 Ag。

（2）C_H1 和 C_L：部分同种异型遗传标志所在。

（3）（IgG）C_H2 和（IgM）C_H3：结合补体。

（4）（IgG）C_H2：通过胎盘。

（5）C_H3/C_H4：结合细胞表面的 Fc 受体。

（二）免疫球蛋白的其他成分

1. **J 链（J chain）** 是由浆细胞合成的一条多肽链，主要功能是将单体 Ig 分子连接为二聚体或多聚体。

2. 分泌片（secretory piece，SP） 又称为分泌成分（secretory component，SC），由黏膜上皮细胞合成和分泌的一种含糖的肽链，是分泌型 IgA 分子上的一个辅助成分，具有保护分泌型 IgA 免遭水解酶降解的作用，并介导 IgA 的转运。

（三）免疫球蛋白的水解片段

1. 木瓜蛋白酶水解片段 木瓜蛋白酶（papain）水解 IgG 得到三个片段：①两个相同的 Fab 片段（fragment of antigen binding，抗原结合片段）；②一个 Fc 片段（crystallizable fragment，可结晶片段）。（见图 5-1）

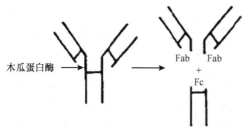

图 5-1　木瓜蛋白酶对 IgG 的水解

2. 胃蛋白酶水解片段 胃蛋白酶（pepsin）水解 IgG 产生：①一个 $F(ab')_2$ 片段；②多个 (pFc') 片段。（见图 5-2）

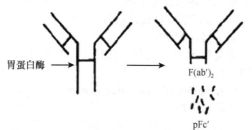

图 5-2　胃蛋白酶对 IgG 的水解

三、免疫球蛋白的血清型

Ig 本身又可作为一种抗原，诱导机体产生特异性免疫应答。Ig 有三类不同抗原表位：

1. 同种型（isotype） 同一种属所有个体的 Ig 所共有的抗原表位，存在于 Ig 的 C 区，为种属型标志。可以在不同种属的机体中产生抗同种型抗体。

2. 同种异型（allotype） 同一种属不同个体之间 Ig 具有的不同抗原特异性表位，主要存在于 Ig 的 C 区，为个体型标志。可以在不同个体中产生抗同种异型抗体。

3. 独特型（idiotype，Id） 指同一个体中各种不同的 Ig 所特有的抗原表位，存在于 Ig 的 V 区。Id 可以在机体内刺激产生抗独特型抗体。

四、免疫球蛋白的功能

（一）IgV 区功能

即特异性结合抗原，这是 Ig 的基本功能。IgV 区与抗原（表位）结合后产生的效应有：中和毒素、阻断病原微生物入侵；IgV 区与抗原（表位）结合后再通过 IgC 区进一步发挥作用；与 B 细胞的抗原识别受体构成有关。

（二）IgC 区功能

1. 激活补体 抗体（IgG1、IgG2、IgG3 和 IgM）与抗原结合后，可通过经典途径激活补体系统，产生多种效应功能；聚合的 IgA、IgE 和 IgG4 可通过旁路途径激活补体系统。

2. 结合 Fc 受体 与多种细胞表面的相应 Fc 受体结合，产生一系列生物学功能。

（1）调理作用（opsonization）：抗体如 IgG 与抗原结合后，其 Fc 片段与巨噬细胞、中性粒细胞等吞噬细胞表面的 Fc 受体结合，从而促进吞噬细胞对抗原的吞噬，称调理作用。

（2）抗体依赖性细胞介导的细胞毒作用（ADCC）：具有杀伤活性的细胞通过其表面表达的 Fc 受体识别结合于靶抗原（细菌或肿瘤细胞）上的抗体的 Fc 片段，通过释放介质直接杀伤靶细胞，此即抗体的 ADCC 作用。NK 细胞是介导 ADCC 的主要细胞。

（3）介导 I 型超敏反应：IgE 的 Fc 片段与嗜碱性粒细胞、肥大细胞表面 IgE Fc 受体结合，使其致敏，当相同变应原再次进入机体时即可引起 I 型超敏反应的发生。

3. 穿过胎盘和黏膜 在人类，IgG 是唯一能通过胎盘到达胎儿体内的免疫球蛋白；sIgA 可通过呼吸道和消化道黏膜，是局部免疫的重要因素。

五、五类免疫球蛋白的特性和功能

（一）IgG

（1）血清中含量最高，占 Ig 总量的 75%～85%。

（2）再次免疫应答产生的主要抗体，也是机体主要的抗感染抗体，具有多种生物学活性。

（3）是体内唯一能通过胎盘的 Ig，在新生儿抗感染中起重要作用。

（4）半衰期较长。

（5）可发挥调理作用，如 ADCC 作用。

（二）IgM

（1）主要存在于血清中，以五聚体形式存在，是分子量最大的 Ig。

（2）合成得最早的 Ig，临床上常作为宫内感染和传染病早期诊断的指标。

（3）激活补体的能力强。

（4）膜表面 IgM 是 B 细胞抗原受体的主要成分。

（5）半衰期较短。

（6）天然血型抗体为 IgM。

（三）IgA

IgA 有血清型和分泌型。分泌型 IgA（secretory IgA，sIgA）可通过黏膜，主要存在于唾液、泪液、乳汁（尤其是初乳）及呼吸道、消化道、泌尿生殖道的分泌液中和黏膜表面，参与黏膜局部免疫。

（四）IgE

IgE 是正常人血清中含量最少的 Ig，具有强亲细胞性，介导 I 型超敏反应。也与机体抗寄生虫感染有关。

（五）IgD

膜型 IgD 参与构成 BCR，是 B 细胞分化成熟的标志。

六、人工制备抗体

主要有三代抗体：多克隆抗体（polyclonal antibody）、单克隆抗体（monoclonal antibody，mAb）和基因工程抗体。

【双语词汇】

immunoglobulin, Ig　免疫球蛋白
antibody, Ab　抗体
heavy chain　重链
light chain　轻链
variable region　可变区
constant region　恒定区
opsonization　调理作用
monoclonal antibody, mAb　单克隆抗体
polyclonal antibody　多克隆抗体

【习题与测试】

一、判断题（正确填"T"，错误填"F"。）

1. IgG 和 sIgA 都可以经转运作用通过胎盘。（　　）

2. CDR 能够与抗原特异性结合。（　　）

3. 调理作用是指抗体能够促进吞噬细胞对抗原的吞噬。（　　）

4. IgM 比 IgG 出现早，半衰期更长。（　　）

5. 抗体的独特型决定簇位于 V_H 和 V_L。（　　）

6. 临床上常用作传染病早期诊断的抗体类型是 IgM。（　　）

7. BCR 属于膜型免疫球蛋白。（　　）

8. 免疫球蛋白分子结构中容易被蛋白酶水解的区域是铰链区。（　　）

9. 与机体局部黏膜抗感染功能有关的抗体类型是 IgD。（　　）

10. 抗体和补体都能够介导 ADCC 作用。（　　）

二、单项选择题

（一）A1 型题

1. Ig 分子的基本结构描述正确的是
A. 由两条相同的重链和两条不同的轻链组成的四肽链结构
B. 由两条不同的重链和两条相同的轻链组成的四肽链结构
C. 由两条相同的重链和两条相同的轻链组成的四肽链结构
D. 由两条不同的重链和两条不同的轻链组成的四肽链结构
E. 由四条完全相同的肽链组成的四肽链结构

2. 关于 Ig 分泌片的特性错误的是
A. 由上皮细胞合成和分泌
B. 能连接两个 IgA 分子单体
C. 分泌片的功能是保护 IgA
D. 与 IgA 的转运有关
E. 是一种含糖的肽链

3. 免疫球蛋白的超变区位于
A. V_H 和 C_H　　　　B. V_L 和 V_H　　　　C. Fc 片段
D. V_H 和 C_L　　　　E. C_L 和 C_H

4. 五类免疫球蛋白的划分依据是
A. V_L 氨基酸组成的不同
B. V_H 氨基酸组成的不同
C. C_L 氨基酸组成的不同
D. C_H 氨基酸组成的不同
E. C_L 及 C_H 氨基酸组成的不同

5. 激活补体能力最强的 Ig 是
A. IgM　　　　　　B. IgG　　　　　　C. IgA
D. IgD　　　　　　E. IgE

6. B 细胞能特异性识别抗原，是因为其表面有
A. C3 受体　　　　　　　　B. Fc 受体
C. 丝裂原受体　　　　　　D. smIg
E. 细胞因子受体

7. 在局部黏膜抗感染免疫中起重要作用的 Ig 是
A. IgG　　　B. IgD　　　C. IgA
D. sIgA　　　E. IgE
8. 合成 sIgA 分泌片的细胞是
A. 巨噬细胞　　　　　　B. NK 细胞
C. 肥大细胞　　　　　　D. 浆细胞
E. 黏膜上皮细胞
9. 人体天然 ABO 血型抗体为
A. sIgA　　　B. IgM　　　C. IgD
D. IgE　　　E. IgG
10. 3～6 个月婴儿易患呼吸道感染主要是因为哪类 Ig 不足
A. IgM　　　B. IgG　　　C. IgE
D. sIgA　　　E. IgD
11. 人体寄生虫感染时体内明显水平升高的 Ig 是
A. IgM　　　B. IgG　　　C. IgE
D. IgA　　　E. IgD
12. 某疫苗首次接种后最先产生的抗体类型是
A. IgM　　　B. IgG　　　C. IgE
D. IgA　　　E. IgD
13. 下列血清型与可变区有关的是
A. Ig 类　　　B. Ig 亚类　　　C. Ig 型
D. Ig 亚型　　　E. Ig 独特型
14. 唯一能通过胎盘的 Ig 是
A. IgA　　　B. IgD　　　C. IgM
D. sIgA　　　E. IgG
15. 木瓜蛋白酶水解 IgG 后所获片段中，能与抗原特异性结合的片段是
A. Fab 片段　　　B. pFc′　　　C. Fc 片段
D. F(ab′)₂ 段　　　E. 以上都不是
16. 合成 sIgA J 链的细胞是
A. 黏膜上皮细胞　　　　B. 巨噬细胞
C. 黏膜固有层浆细胞　　D. 中性粒细胞
E. NK 细胞
17. 血清中含量最高的 Ig 是
A. IgM　　　B. IgG　　　C. IgE
D. IgA　　　E. IgD
18. 下列五类 Ig 的特性描述中错误的是
A. IgG 是唯一通过胎盘的免疫球蛋白
B. sIgA 多为双聚体
C. IgM 分子量最大
D. 免疫应答过程中产生最早的是 IgG
E. 正常血清中 IgE 含量最少
19. sIgA 能够抵抗蛋白酶水解是因为
A. J 链的作用
B. 分泌片的作用
C. 形成二聚体后分子量增大

D. 分泌片阻止 sIgA 到达黏膜表面
E. 以上都不对
20. 下列哪些免疫分子的作用具有特异性
A. Ab　　　B. IL-1　　　C. IL-2
D. IFN　　　E. TNF
21. 胎儿在宫腔内感染，脐带血中哪类 Ig 水平升高
A. IgM　　　B. IgG　　　C. IgE
D. IgA　　　E. IgD
22. 新生儿通过自然被动免疫从母体获得的 Ig 类型是
A. IgM　　　B. IgG　　　C. IgE
D. mIgA　　　E. IgD
23. CDR 即
A. Fab 片段　　　　　　B. Fc 片段
C. CD 分子的受体　　　D. HVR
E. Fd 片段
24. 机体初次受微生物感染后，最早出现的 Ig 类型是
A. IgM　　　B. IgG　　　C. IgE
D. sIgA　　　E. IgD
25. IgG 的重链是
A. α 链　　　B. γ 链　　　C. δ 链
D. ε 链　　　E. μ 链

（二）A2 型题
1. 患者，女性，32 岁，患过敏性鼻炎十年，每遇花粉即鼻塞流清涕，喷嚏不断。参与该过敏性疾病的主要抗体是
A. IgM　　　B. IgG　　　C. IgE
D. sIgA　　　E. IgD
2. ABO 血型不符的输血，会导致患者红细胞大量破坏造成溶血性输血反应。人类天然的 ABO 血型抗体是
A. IgM　　　B. IgG　　　C. IgE
D. IgA　　　E. IgD
3. 患者，女性，28 岁，孕前抽血做常规项目检测，发现风疹病毒抗体（+），并诊断为风疹病毒既往感染。诊断既往感染的主要依据是
A. 风疹病毒抗体 IgM（+）
B. 风疹病毒抗体 IgG（+）
C. 风疹病毒抗体 IgE（+）
D. 风疹病毒抗体 IgA（+）
E. 风疹病毒抗体 IgD（+）
4. 世界卫生组织（WHO）提倡母乳喂养，一个重要原因是婴幼儿免疫系统尚未发育成熟，通过母乳喂养可以从母体获得相关抗体。婴幼儿从乳汁中获得的相关抗体主要是
A. IgM　　　B. IgG　　　C. IgE

D. sIgA　　　　E. IgA

5. 某孕妇 32 岁，血型 Rh^-，第一胎分娩有 Rh^+ 胎儿，若再次妊娠的胎儿血型仍为 Rh^+，则母亲体内的 Rh 血型抗体将会进入胎儿体内导致新生儿溶血症，此时母亲体内的 Rh 血型抗体类型为

A. IgM　　　　B. IgG　　　　C. IgE

D. IgA　　　　E. IgD

（三）B 型题

（1~2 题共用备选答案）

A. IgM　　　　B. IgG　　　　C. IgE

D. IgA　　　　E. IgD

1. 血清中含量最高的 Ig 是

2. 血清中含量最低的 Ig 是

（3~4 题共用备选答案）

A. Fc 片段　　B. CDR　　　C. J 链

D. 分泌片　　　E. 铰链区

3. Ig 分子中能与抗原特异性结合的是

4. 能将 Ig 单体连接形成多聚体的是

（5~6 题共用备选答案）

A. IgM　　　　B. IgG　　　　C. IgE

D. IgA　　　　E. IgD

5. 初次免疫应答产生的主要抗体是

6. 再次免疫应答产生的主要抗体是

（7~8 题共用备选答案）

A. 黏膜上皮细胞　　　B. 浆细胞

C. 巨噬细胞　　　　　D. NK 细胞

E. 嗜碱性粒细胞

7. 抗体是由哪种细胞产生

8. Ig 中的 J 链是由哪种细胞产生

（9~10 题共用备选答案）

A. IgM　　　　B. IgG　　　　C. IgE

D. sIgA　　　　E. IgA

9. 外分泌液中的主要抗体是

10. 唯一通过胎盘的抗体是

三、多项选择题

1. 以下关于 IgG 的生物学特性描述正确的是

A. 能够通过胎盘

B. 能够激活补体

C. 能够发挥 ADCC 作用

D. 能够发挥调理作用

E. 是参与 I 型超敏反应的主要 Ig

2. 含有 sIgA 的分泌液是

A. 唾液　　　B. 初乳　　　C. 肠道分泌液

D. 泪液　　　E. 支气管液

3. 抗体分子中能与抗原决定簇特异性结合的是

A. C_H2　　　B. CDR　　　C. HVR

D. C_H3　　　　E. V_L+V_H

4. 用木瓜蛋白酶水解 IgG 可得到的片段是

A. 1 个 $F(ab')_2$　　　　　B. 1 个 Fc

C. 2 个 Fab　　　　　　D. 1 个 Fab

E. Fc'

5. 用胃蛋白酶水解 IgG 可得到的片段是

A. 1 个 $F(ab')_2$　　　　　B. 1 个 Fc

C. 2 个 Fab　　　　　　D. 1 个 Fab

E. pFc'

6. 自然被动免疫中，新生儿可从母体获得的抗体类别是

A. IgG　　　B. sIgA　　　C. IgA

D. IgM　　　E. IgE

7. 能发挥 ADCC 效应的细胞有

A. 中性粒细胞　　　　　B. 血小板

C. 巨噬细胞　　　　　D. NK 细胞

E. 嗜碱性粒细胞

8. mAb 的特点包括

A. 血清学诊断易发生交叉反应

B. 具有高度特异性

C. 具有高度均一性

D. 可大量生产

E. 每种 mAb 仅针对某一特定表位

9. 关于 IgM 的特性描述，下列正确的是

A. 主要分布于黏膜表面

B. 初次应答中最早出现的 Ig

C. 能够介导 I 型超敏反应

D. 能够穿过胎盘

E. 激活补体能力强

10. 抗体的生物学功能具有以下哪些

A. 能够特异性结合抗原

B. 可以中和毒素

C. 能够直接裂解细胞

D. 可发挥 ADCC 作用

E. 可发挥调理作用

11. 关于 ADCC 作用的描述，下列正确的是

A. 靶细胞与特异性抗体结合

B. MΦ、NK 细胞、中性粒细胞在特异性抗体介导下杀伤靶细胞

C. MΦ、NK 细胞、中性粒细胞通过 Fc 受体与特异性抗体 Fc 片段结合

D. 需要补体参加

E. 靶细胞上 MHC 分子参与 ADCC

12. 关于 Ig 的可变区，下列叙述正确的是

A. 位于 L 链靠近 N 端的 1/2 及 H 链靠近 N 端的 1/5 或 1/4

B. 由高变区和骨架区组成

C. 不同 Ig 的高变区氨基酸组成和排列顺序不同，抗体特异性也不同

D. Ig 分子独特型决定簇存在的主要部位

E. 高变区又称互补决定区

13. 关于 IgE 特性的描述，下列正确的是

A. IgE 在五类 Ig 中含量最低

B. IgE 有 C_H4 区

C. IgE 可介导 Ⅰ 型超敏反应

D. IgE 有亲细胞性

E. IgE 在种系发育过程中最早产生

14. 下列哪些 Ig 具有 J 链

A. IgG   B. IgM   C. sIgA

D. IgD   E. IgE

15. 关于 Ig 分泌片的特性，下列描述正确的是

A. 由浆细胞合成

B. 能够保护 IgA 不受蛋白酶水解

C. 能够连接两个 IgA 单体分子

D. 能够转运 IgA

E. 能够辅助 IgA 通过胎盘

【参考答案】

一、判断题

1. F   2. T   3. T   4. F   5. T

6. T   7. T   8. T   9. F   10. F

二、单项选择题

（一）A1 型题

1. C   2. B   3. B   4. D   5. A

6. D   7. D   8. E   9. B   10. D

11. C   12. A   13. E   14. E   15. A

16. C   17. B   18. D   19. B   20. A

21. A   22. B   23. D   24. A   25. B

（二）A2 型题

1. C   2. A   3. B   4. D   5. B

（三）B 型题

1. B   2. C   3. B   4. C   5. A

6. B   7. B   8. B   9. D   10. B

三、多项选择题

1. ABCD   2. ABCDE   3. BCE

4. BC   5. AE   6. AB

7. ACD   8. BCDE   9. BE

10. ABDE   11. ABC   12. ABCDE

13. ABCD   14. BC   15. BD

（庞文毅）

第六章 补体系统

【内 容 提 要】

一、概述

(一)概念

　　存在于人和脊椎动物体液中及细胞表面的一组经活化后,具有生物活性、可介导免疫和炎症反应的蛋白质,包括 30 余种可溶性蛋白和膜结合蛋白,又称补体系统。

(二)补体系统的组成和理化性质

　　(1)补体系统各组分均是球蛋白(多数为 β 球蛋白)。

　　(2)补体系统各组分的理化性状不稳定,极易失活。

　　(3)补体系统中具有酶活性的组分,需激活后方能发挥作用。

　　(4)补体的作用为非特异性。

　　(5)肝细胞和巨噬细胞是产生补体的主要细胞。

(三)补体系统的命名

　　1. 参与补体经典途径及共同末端效应的组分　以 C 表示,如 C1~C9。

　　2. 裂解片段　以 a、b 表示,如 C3a、C3b 等。

　　3. 旁路途径的一些补体成分　B 因子、D 因子、P 因子等。

　　4. 补体调节蛋白　按其功能命名。

　　5. 灭活的补体片段在其符号前加英文字母 i 表示　如 iC3b。

二、补体系统的激活

(一)经典途径的激活

　　1. 参与成分　包括 C1(C1q、C1r、C1s)、C4、C2、C3。

　　2. 激活物　激活物为抗原抗体免疫复合物(IC),抗体为 IgM、IgG1、IgG2 或 IgG3。

　　每个 C1 须同时与两个以上 Ig 分子的 Fc 片段结合。补体激活的经典途径见图 6-1。

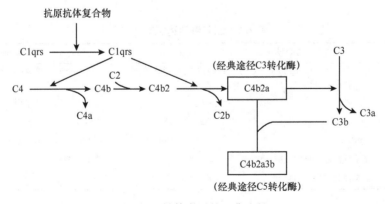

图 6-1　补体激活的经典途径

(二)旁路途径的激活

　　1. 参与成分　C3、B 因子、D 因子和 P 因子。

　　2. 激活物　某些细菌、内毒素、酵母多糖等以及凝集的 IgA 和 IgG4 等,上述物质实际上是为补体激活提供保护性环境和接触表面。旁路激活途径及 C3b 的放大效应见图 6-2。

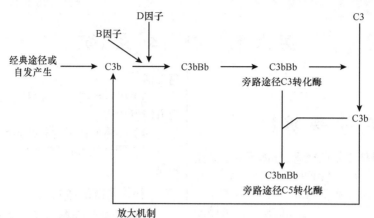

图 6-2　旁路激活途径及 C3b 的放大效应

（三）凝集素途径的激活

1. 参与成分　包括甘露糖结合凝集素（MBL）、纤维胶原素（FCN）、甘露糖结合凝集素相关丝氨酸蛋白酶（MASP）-1、MASP-2、C2～C9。

2. 激活物　病原体表面糖结构。补体激活的凝集素途径见图 6-3。

（四）三条激活途径的区别点（表 6-1）

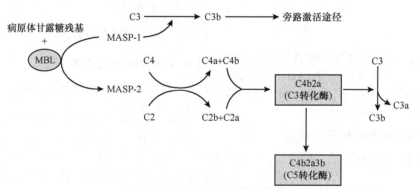

图 6-3　补体激活的凝集素途径

表 6-1　三条激活途径的比较

比较项目	经典激活途径	凝集素途径	旁路途径
激活物质	抗原与抗体（IgM、IgG1～G3）形成的复合物	病原体表面特殊糖结构	微生物颗粒或外源性异物颗粒
参与的补体成分	C1～C9	C2～C9	C3，C5～C9，B 因子，D 因子，P 因子等
C3 转化酶	C4b2a	C4b2a、C3bBb	C3bBb
C5 转化酶	C4b2a3b	C4b2a3b、C3bBb3b	C3bBb3b（C3bnBb）
作用	适应性体液免疫的效应机制	固有免疫	固有免疫
意义	后期或第二次感染防御	早期抗感染	早期抗感染

三、补体活化的调控

机体对补体激活的调控以抑制为主，包括自身调控和调节因子的作用。

四、补体的生物学作用及意义

（一）补体的生物学作用

（1）细胞毒作用。

（2）调理作用。

（3）炎症介质作用。

（4）清除免疫复合物。

（二）补体的病理生理学意义

（1）机体抗感染防御的重要机制。

（2）参与适应性免疫应答。

（3）参与炎症性疾病发生、发展。

（4）补体系统与血液中其他级联反应系统的相互作用。

凝血系统、激肽系统、纤溶系统。

【双 语 词 汇】

complement，C 补体

C3 convertase C3 转化酶

C5 convertase C5 转化酶

Mannuse-binding lectin，MBL 甘露糖结合凝集素

ficolin，FCN 纤胶凝蛋白

MBL-associated serine esterase，MASP 甘露糖结合凝集素相关丝氨酸蛋白酶

membrane attack complex，MAC 攻膜复合物

classical pathway 经典途径

alternative pathway 旁路途径

mannosebinding lectin pathway 凝集素途径

complement control protein，CCP 补体调控蛋白

C1 inhibitor，C1 INH C1 抑制剂

【习题与测试】

一、判断题（正确填"T"，错误填"F"。）

1. 补体含量是随抗原刺激引起免疫反应而有所增加。（　　）

2. 补体性质稳定，在 56℃ 加热 30 分钟，其活性保持不变。（　　）

3. 补体激活途径包括经典途径、旁路途径及凝集素途径。（　　）

4. 补体经典途径包含识别阶段、活化阶段和膜攻击阶段。（　　）

5. 抗体 IgG 结合抗原的复合物，其活化补体的能力强于 IgM 与抗原结合的复合物。（　　）

6. 经典途径和旁路途径的 C5 转化酶分别是 C4b2a3b 和 C3bBb。（　　）

7. 补体 C3a、C4a 和 C5a 具有过敏毒素的作用。（　　）

8. 补体成分可与多种免疫细胞相互作用，调节细胞的增殖与分化。（　　）

9. 同源限制因子不能抑制 C5678 与 C9 结合。（　　）

10. 旁路途径是由细菌的细胞壁成分和脂多糖等为补体活化的激活物质，而无须与抗体结合构成免疫复合物。（　　）

二、单项选择题

（一）A1 型题

1. 具有调理作用的补体组分是

A. C4a　　　　　B. C1q　　　　C. C3b

D. C5b　　　　　E. C2b

2. 下列哪种抗原抗体复合物可激活补体经典途径

A. sIgA 分子与抗原组成的复合物

B. 两个密切相连的 IgD 分子与抗原组成的复合物

C. 一个 IgG 分子与抗原组成的复合物

D. 一个 IgE 分子与抗原组成的复合物

E. 一个 IgM 分子与抗原组成的复合物

3. 参与溶菌作用的补体组分是

A. C4b2a　　　　B. C3b56789

C. C5b678n9　　　D. C5b678

E. C3～C 5

4. 血清中补体含量最高的是

A. C4　　　　　B. C3　　　　C. C2

D. C1　　　　　E. C8

5. 具有激肽样作用的补体裂解片段是

A. C2a　　　　　B. C3a　　　　C. C3b

D. C5a　　　　　E. Ba

6. 补体不具备下列哪种作用

A. 溶菌和细胞毒作用　　B. 中和毒素作用

C. 调理作用　　　　　　D. 炎症介质作用

E. 免疫调节作用

7. 具有趋化作用的补体组分是

A. C2a　　　　　B. C3b　　　　C. Ba

D. C4a　　　　　E. C5a

8. 具有免疫黏附作用的物质是

A. C2a　　　　　B. C2b　　　　C. C3a

D. C3b　　　　　E. C4a

9. 补体经典激活途径中的 C3 转化酶是

A. C3bBb　　　　B. C4b2a　　　C. C4a2b

D. C2b4a　　　　E. C2a4a

10. 补体旁路激活途径中的 C3 转化酶是

A. C4b2a　　　　　　　B. C4b2a3b

C. C3bBb　　　　　　　D. C3bnBb

E. C4bnBb

11. C1 酯酶活性的抑制因子是

A. H 因子　　　　B. I 因子　　　C. C1 INH

D. S 蛋白　　　　E. C4bp

12. 具有过敏毒素作用的补体成分是
A. C5a　　　　B. C2a　　　　C. C4b
D. C5b　　　　E. C3b

13. 补体经典激活途径的依次顺序是
A. C123456789　　　　B. C124536789
C. C145236789　　　　D. C142356789
E. C124356789

14. 补体成分灭活的标准温度和时间是
A. 0℃，24 小时　　　　B. 4℃，2 小时
C. 37℃，30 分钟　　　　D. 56℃，30 分钟
E. 100℃，15 分钟

15. 能与免疫复合物结合的补体成分是
A. C1q　　　　B. C1r　　　　C. C1s
D. C2　　　　E. P 因子

16. D 因子的功能是
A. 使 C3b 灭活
B. 作为 C5 转化酶的基质
C. 过敏毒素
D. 趋化因子
E. 将 C3bB 裂解为 C3bBb 和 Ba

17. 补体激活过程中的关键因子是
A. C3a　　　　B. C3b　　　　C. C5a
D. C5b　　　　E. C567

18. 哪种成分大量消耗易出现严重的反复感染
A. C1　　　　B. C2　　　　C. C3
D. C4　　　　E. C5

19. 补体系统中 H 因子的作用
A. 使 C3b 灭活　　　　B. 使 C3 转化酶灭活
C. 促进 C3b 灭活　　　　D. 使 C1 灭活
E. 使 C5 转化酶灭活

20. 既参与补体经典途径，又参与旁路途径的补体成分是
A. C1～C9　　　　B. C1～C5
C. C3～C9　　　　D. C5～C9
E. C2～C9

21. 补体系统是
A. 正常血清中的单一组分，可被抗原-抗体复合物激活
B. 存在正常血清中，是一组对热稳定的组分
C. 正常血清中的单一组分，随抗原刺激而血清含量升高
D. 由 30 多种蛋白质组成的多分子系统，具有酶的活性和自我调节作用
E. 正常血清中的单一组分，其含量很不稳定

22. 三条补体激活途径的共同点是
A. 参与的补体成分相同
B. 所需离子相同
C. C3 转化酶的组成相同
D. 激活物质相同
E. 攻膜复合物的形成及其溶解细胞效应相同

23. 构成攻膜复合物（MAC）的补体成分是
A. C5b～Cn9　　　　B. C6b～C9
C. C5b～C7　　　　D. C5b～C8
E. C6b～C8

24. 补体系统三种激活途径均必须有哪种成分参加
A. C1q　　　　B. C4 和 C2　　　　C. C3
D. B 因子　　　　E. D 因子

25. 具有刺激肥大细胞脱颗粒、释放组胺的补体裂解产物是
A. C3a　　　　B. C3b　　　　C. C5b
D. C2b　　　　E. C2a

26. 参与旁路激活途径的补体成分不包括
A. C3　　　　B. I 因子
C. D 因子　　　　D. B 因子
E. P 因子

27. 具有调理作用的补体裂解产物是
A. C4a　　　　B. C5a　　　　C. C3a
D. C3b　　　　E. C5b

28. 与免疫球蛋白 Fc 片段补体结合位点相结合的补体分子是
A. C3　　　　B. C1q　　　　C. C1r
D. C1s　　　　E. 以上都不是

29. 下列哪种补体成分在激活效应的放大作用中起重要作用
A. C1　　　　B. C2　　　　C. C3
D. C4　　　　E. C5

30. 关于补体三条激活途径的叙述，下列哪项是错误的
A. 三条途径的攻膜复合物相同
B. 旁路途径在感染后期发挥作用
C. 经典途径从 C1 激活开始
D. 旁路途径从 C3 激活开始
E. 凝集素途径中形成的 C3 转化酶是 C4b2a

31. 下列哪种补体成分与 C3 转化酶形成无关
A. C3　　　　B. C2　　　　C. C4
D. C5　　　　E. B 因子

32. 全身性细菌感染时，补体活性片段主要通过什么途径发挥免疫效应作用
A. 清除免疫复合物　　　　B. ADCC
C. 调理作用　　　　D. 溶解细胞作用
E. 引起炎症反应

33. 能够激活补体旁路途径的免疫球蛋白是
A. IgG1　　　　B. IgG2　　　　C. IgG3

D. IgM　　　　　E. 凝聚的 IgA

34. 补体促进吞噬细胞的吞噬作用被称为补体的
A. 炎症介质作用　　B. 调理作用
C. 免疫黏附作用　　D. 溶菌和细胞毒作用
E. 中和及溶解病毒作用

35. 能抑制 C1r 和 C1s 酶活性的物质是
A. C8bp　　　　　B. DAF
C. C1INH　　　　D. S 蛋白
E. C4bp

36. C1q 能与哪些 Ig 的 Fc 片段结合?
A. IgG1、IgG3、IgG4、IgM
B. IgG1、IgG2、IgG3、IgA
C. IgG1、IgG2、IgD、IgM
D. IgG1、IgG2、IgG3、IgM
E. IgG、IgA、IgM、IgG4

37. 经典途径中,激活补体能力最强的免疫球蛋白是
A. IgG　　　　　B. IgE　　　　　C. IgA
D. IgM　　　　　E. IgD

38. 既有趋化作用又可激发肥大细胞释放组胺的补体裂解产物是
A. C3b　　　　　B. C4b　　　　　C. C4a
D. C5a　　　　　E. C2a

39. 不参加旁路激活途径的补体固有成分是
A. D 因子,P 因子　　B. C3,C5
C. C4,C2　　　　　D. C5,C6
E. B 因子,C8

40. 补体活性片段中过敏毒素作用最强的是
A. C2a　　　　　B. C3a　　　　　C. C4a
D. C5a　　　　　E. C3b

41. 血清中的 C1 作用对象是
A. C2aC3a　　　　　B. C3aC5a
C. C3bC4b　　　　　D. C2C4
E. C5aC3b

42. 凝集素激活途径发生在
A. 感染刚刚形成
B. 抗体产生之后
C. 脂多糖的激活
D. 感染早期的急性期反应
E. 感染恢复期

43. C5a 具有的生物学活性是
A. 促 C3 转化酶形成
B. 趋化作用
C. 参与攻膜单位的形成
D. 调理作用
E. 促 C1 酯酶形成

44. 可抑制 MAC 形成的补体调节因子是
A. S 蛋白　　　　　B. H 因子　　　　　C. DAF
D. MCP　　　　　E. HRF

45. 无须补体组分参与的效应是
A. 免疫黏附
B. 溶解细菌
C. 抗 B 抗体与 B 型红细胞的溶解
D. ADCC
E. 调理作用

46. 可引起肥大细胞脱颗粒的成分是
A. C2a　　　　　B. C2b　　　　　C. C4b
D. C5a　　　　　E. C3b

47. ①补体的调理作用与免疫黏附作用可由同一种受体介导的,②在补体系统中凡具有趋化因子活性的片段都具有过敏毒素作用,③无论哪一途径活化的补体,最终都可形成 C56789。在上述描述中属于正确的是
A. ③　　　　　B. ①+③　　　　　C. ②+③
D. ①+②+③　　　　　E. ①+②

48. IgG 亚类激活补体作用大小的顺序是
A. IgG1>IgG3>IgG2
B. IgG3>IgG1>IgG2
C. IgG2>IgG3>IgG1
D. IgG3>IgG2>IgG1
E. IgG2>IgG1>IgG3

49. 由补体参与的超敏反应主要是
A. Ⅰ型 Ⅱ型　　　　　B. Ⅱ型 Ⅲ型
C. Ⅲ型 Ⅳ型　　　　　D. Ⅰ型 Ⅲ型
E. Ⅱ型 Ⅳ型

50. 下述哪种情况产生时需要补体参与
A. 卵磷脂酶引起红细胞溶解
B. ADCC 作用
C. 特异性抗体引起细胞溶解
D. IgE 引起肥大细胞脱颗粒
E. NK 细胞对靶细胞的杀伤

(二) A2 型题
1. 患者,女性,20 岁,因四肢肿胀伴呼吸困难 1 天入院。查体可见喉头水肿及四肢水肿,皮损界线不明显,呈苍白色,质地柔软,为不可凹性水肿。患者自觉无痒感。初步诊断为补体含量异常导致的血管神经性水肿。下列哪一项补体异常最有可能
A. C1 抑制剂缺乏　　　　　B. C3b 缺乏
C. B 因子缺乏　　　　　D. C5a 增多
E. C9 增多

2. 患儿,女性,2 岁,因反复感染而就诊。患儿自出生后 4 个月出现感冒,治疗后痊愈,但此后反复发生病毒性和细菌性呼吸道感染、中耳炎、

腹泻甚至脓毒血症，每月至少就医1次（最多6次）。查体发现：消瘦，发育不良，心、肺及其他主要器官未见明显异常。免疫学检查发现：血浆不能调理热灭活酵母菌，血浆 MBL 浓度明显低下（<10ng/mL，参考值 1～5μg/mL），血浆 IgA 浓度偏低（0.37mg/mL，参考值 0.2～1.44mg/mL），MBL 基因型为 B/B 纯合子，余均正常。该患者最可能诊断为

A. C1 抑制剂缺陷　　　　B. P 因子缺陷
C. MBL 缺陷　　　　　　D. MASP2 缺陷
E. I 因子缺陷

（三）**B 型题**

（1～2 题共用备选答案）

A. C4b2a　　　　B. C3bBb　　　　C. C4b2a3b
D. C3bBb3b　　　E. C5b6789

1. 补体经典激活途径 C5 转化酶是
2. 补体旁路激活途径 C5 转化酶是

三、多项选择题

1. 关于补体的叙述，下列哪些是正确的
A. 是存在于正常血清中的一组球蛋白
B. 补体含量随抗原刺激而升高
C. 对热敏感
D. 补体分子由多种细胞产生
E. 补体经典和替代途径有相同的末端效应

2. 补体的生物学作用包括
A. 细胞毒及溶菌、杀菌作用
B. 调理作用
C. 免疫黏附作用
D. 免疫调节作用
E. 炎症介质作用

3. 旁路途径的激活物质包括
A. 细菌脂多糖　　　　B. 酵母多糖
C. 葡聚糖　　　　　　D. 凝聚的 IgA
E. 抗原与抗体形成的复合物

4. 补体系统的组成包括
A. 补体的固有成分 C1～C9
B. 膜结合形式存在的补体活化调节因子
C. 补体受体
D. 可溶性的补体活化调节因子
E. 参加旁路活化途径的 B 因子、D 因子、P 因子

5. 补体系统的调节因子包括
A. I 因子　　B. H 因子　　　　C. D 因子
D. B 因子　　E. 衰变加速因子（DAF）

6. 关于补体系统的叙述，下列哪些是正确的
A. 补体成分大多数以非活性的酶前体存在于血清中

B. 补体系统的激活具有放大效应
C. 补体性质不稳定，经 56℃，30 分钟处理可灭活
D. 在非特异性免疫和特异性免疫中发挥作用
E. 激活的补体具有生理作用和病理作用

7. 抑制 MAC 形成的调节因子包括
A. C4bp　　　　B. CD59　　　　C. S 蛋白
D. C8bp　　　　E. H 因子

8. 补体的主要产生细胞包括
A. 成纤维细胞　　　　B. 浆细胞
C. 肝细胞　　　　　　D. NK 细胞
E. 巨噬细胞

9. 能裂解 C3 的复合物包括
A. C5b～C9　B. MAC　　　C. C3bBb3b
D. C3bBbP　E. C4b2b

10. 关于补体生物学作用的叙述，下列哪项是正确的
A. 参与宿主早期抗感染免疫
B. 维持机体内环境稳定
C. 参与适应性免疫
D. 参与免疫记忆
E. 参与炎症反应

11. 关于补体活性片段介导的生物学效应，下列哪项是正确的
A. C3a 可介导炎症反应
B. C3b 与 B 细胞表面的 CR1 结合可促进 B 细胞增殖分化为浆细胞
C. 杀伤细胞结合 C3b 后可增强对靶细胞的 ADCC 作用
D. C3d 可促进 B 细胞活化
E. iC3b 具有调理作用

12. 下列哪些分子具有保护机体正常组织细胞免遭补体介导的损伤作用
A. B 因子　　　　B. MCP　　　　C. CR1
D. C8bp　　　　E. CD59

13. 能裂解 C5 的复合物包括
A. C4b2b　　　　B. C4b2b3b
C. C3bBb3b　　　D. C3bBb
E. MAC

14. 关于旁路激活途径的叙述，下列哪项是正确的
A. 激活物质可以是细菌的内毒素
B. 可以识别"自己"与"非己"
C. 旁路激活途径在非特异性免疫中发挥作用
D. 旁路激活途径发挥效应比经典途径晚
E. 是补体系统重要的放大机制

15. 关于攻膜复合物的叙述，下列哪项是正确的
A. 是三条补体激活途径共同的末端效应

B. MCP 可辅助 MAC 形成

C. MAC 的作用机制是使细胞膜穿孔

D. HRF、CD59 能抑制 MAC 形成

E. MAC 由 C5～C9 组成

16. 关于旁路激活途径的叙述，下列哪些是正确的

A. 激活物质不是抗原抗体复合物

B. 越过 C1、C4、C2，直接激活 C3

C. B 因子、D 因子、P 因子参与作用

D. 可通过 C3b 的正反馈途径产生更多的 C3b

E. C3 转化酶是 C3nBb

17. 补体的生物学作用不包括

A. 细胞毒及溶菌、杀菌作用

B. 调理作用

C. 中和毒素作用

D. ADCC 作用

E. 过敏毒素作用

18. 关于补体系统描述错误的是

A. 溶解细菌

B. 37℃，30 分钟可被灭活

C. 可经血清被动转移

D. 都是 β 球蛋白

E. 与抗原刺激相关

19. C3 是补体系统中最重要的组分原因是

A. C3 在血清中含量最高

B. C3 参与经典途径和旁路途径的激活

C. 为旁路激活途径的第一个成分

D. 它是激活效应扩大的主要因子

E. 是 3 条补体活化途径的汇合点

20. 关于 C3 分子描述正确的是

A. 可被 C3 转化酶裂解成 C3a 和 C3b

B. C3b 可与免疫复合物结合

C. 具有与 CR1 结合位点

D. 可结合于微生物靶细胞上，但不能结合在正常细胞膜上

E. C3b 可被 I 因子灭活

21. 免疫复合物活化补体可以导致

A. 免疫复合物的清除　　B. 过敏毒素释放

C. 中性粒细胞的杀伤　　D. 调理作用

E. 趋化因子释放

22. 下述哪些情况时需要补体

A. 卵磷脂酶溶解红细胞

B. 特异性抗体介导红细胞溶解

C. ADCC

D. 促进吞噬作用

E. 免疫黏附

23. 下述各项中与 C5a 的生物学活性符合的是

A. 使平滑肌收缩　　　　B. 使血管扩张

C. 吸引白细胞　　　　　D. 溶解细胞

E. 产生调理作用

【参 考 答 案】

一、判断题

1. F	2. F	3. T	4. T	5. F
6. F	7. T	8. T	9. F	10. T

二、单项选择题

（一）A1 型题

1. C	2. E	3. C	4. B	5. A
6. B	7. E	8. D	9. B	10. C
11. C	12. A	13. D	14. D	15. A
16. E	17. B	18. C	19. C	20. D
21. D	22. E	23. A	24. C	25. A
26. B	27. B	28. B	29. C	30. B
31. D	32. C	33. A	34. B	35. C
36. D	37. D	38. D	39. D	40. B
41. D	42. D	43. B	44. E	45. D
46. D	47. B	48. B	49. B	50. C

（二）A2 型题

1. A	2. C

（三）B 型题

1. C	2. D

三、多项选择题

1. ACDE	2. ABCDE	3. ABCD
4. ABCDE	5. ABE	6. ABCDE
7. BCD	8. CE	9. DE
10. ABCDE	11. ABCDE	12. BCDE
13. BC	14. ABCE	15. ACDE
16. ABCD	17. CD	18. BDE
19. ABCDE	20. ABCDE	21. ABCDE
22. BDE	23. ABC	

（李　莉）

第七章 细胞因子

【学习要求】

1. 掌握 细胞因子的概念及分类；
2. 熟悉 细胞因子的作用方式及特点；
3. 了解 细胞因子的生物学活性。

【内容提要】

1. 概念 细胞因子是指一类由活化的免疫细胞或非免疫细胞合成分泌的具有多种功能的高活性小分子蛋白质，其在免疫细胞分化发育、免疫应答、免疫调节、炎症反应和造血功能中发挥重要作用，并广泛参与机体其他生理功能和某些病理过程的发生、发展。

2. 分类 根据细胞因子的结构和功能，可分为白细胞介素、干扰素、肿瘤坏死因子、集落刺激因子、生长因子和趋化因子六类。

3. 作用方式及特点

（1）须由活化的细胞合成和分泌。

（2）通常以旁分泌（paracrine）、自分泌（autocrine）或内分泌（endocrine）的方式作用于邻近细胞、自身细胞或远端靶细胞。

（3）低分子量的分泌型糖蛋白：绝大多数细胞因子的分子量小于 25kDa，一般不超过 80kDa。

（4）生物学活性极强：一般在 pmol（10^{-12}mol）水平就能发挥显著的生物学效应。

（5）产生和作用具有多向性：①同一种细胞可分泌多种细胞因子，一种细胞因子可由多种细胞产生。②单一细胞因子可具有多种生物学活性，而多种细胞因子也常具有某些相同或相似的生物学活性。

（6）生物学效应的复杂性：多效性、多重性、拮抗作用和协同作用。

（7）以非特异性方式发挥生物学作用，且不受 MHC 限制。

（8）形成细胞因子网络相互调控，相互影响。

（9）通过结合相应的受体发挥作用。

4. 细胞因子的生物学作用

（1）参与免疫细胞的分化和发育。

（2）参与免疫应答和免疫调节。

（3）参与固有免疫和炎症反应。

（4）刺激造血等其他效应。

【双语词汇】

cytokine，CK 细胞因子
interleukin，IL 白细胞介素
interferon，IFN 干扰素
tumor necrosis factor，TNF 肿瘤坏死因子
chemokine 趋化因子
growth factor，GF 生长因子
colony stimulating factor，CSF 集落刺激因子

【习题与测试】

一、判断题（正确填"T"，错误填"F"。）

1. 细胞因子是一类具有多种功能的高活性小分子蛋白质。（　　）

2. 细胞因子可由多种细胞产生，包括免疫细胞和非免疫细胞，甚至某些肿瘤细胞也可产生细胞因子。（　　）

3. 白细胞介素（IL）只能由白细胞产生并只作用于白细胞。（　　）

4. IL-3 是一种集落刺激因子，可刺激造血干细胞增殖、分化和成熟。（　　）

5. 细胞因子通常预先合成并储存于细胞内，经刺激因子作用于细胞后分泌至细胞外。（　　）

6. Ⅱ型干扰素主要由 T 细胞产生，其具有广泛的免疫调节作用。（　　）

7. 通常一种细胞只能产生一种细胞因子，一种细胞因子也只能由一种细胞产生。（　　）

8. 按照结构和功能细胞因子可分为白细胞介素、干扰素、淋巴因子、肿瘤坏死因子、趋化因子和集落刺激因子六类。（　　）

9. 细胞因子经刺激由细胞分泌至胞外后，需与靶细胞表面相应受体结合才能发挥生物学作用。（　　）

10. 细胞因子的生物学效应复杂、多样，但是其只参与多种重要的生理功能。（　　）

二、单项选择题

（一）A1 型题

1. 下列哪种作用特点是细胞因子不具备的

A. 高效性　　　B. 特异性　　C. 多效性
D. 多重性　　　E. 分泌性

2. 下列不属于细胞因子的物质是

A. IL-2 　　　　B. IL-1 　　　　C. TNF

D. PHA 　　　　E. IFN-γ

3. 与发热和恶病质形成有关的细胞因子是

A. IL-1 　　　　B. IL-2 　　　　C. IL-4

D. IFN 　　　　E. TNF-α

4. 关于细胞因子的作用方式哪项是错误的

A. 可作用在产生的局部

B. 可作用在远处的细胞

C. 可作用在邻近细胞

D. 可作用于产生细胞本身

E. 可作用于不同种属细胞

5. 下列哪种细胞因子具有抑制病毒增殖作用

A. IFN-I 　　　　B. TNF 　　　　C. IL-1

D. IL-4 　　　　E. IL-6

6. 关于细胞因子的描述哪项是错误的

A. 细胞因子受体可以是 Ig 超家族成员

B. 可由非免疫细胞合成分泌

C. 对机体有利又有害

D. 相互之间可产生拮抗作用

E. 可不分泌到胞外起作用

7. 细胞因子不包括

A. 淋巴毒素 　　　　　　　　B. IL-2

C. 过敏毒素 　　　　　　　　D. 集落刺激因子

E. 干扰素

8. 抗肿瘤最佳的细胞因子是

A. IL-1 　　　　B. TNF 　　　　C. 抗生素

D. 补体 　　　　E. ConA

9. 下列哪项不是细胞因子的作用方式

A. 自分泌 　　　　　　　　B. 旁分泌

C. 直接进入细胞作用 　　　　D. 通过受体作用

E. 内分泌

10. 关于细胞因子的叙述哪项是正确的

A. 细胞因子的生物学作用受 MHC 限制性

B. 细胞因子都是由一条肽链构成

C. 细胞因子之间不存在相互作用

D. 一种细胞因子可有多种生物学活性

E. 多在远距离发挥作用

11. 下列哪种不是 T 淋巴细胞产生的细胞因子

A. IL-1 　　　　B. IL-2 　　　　C. IFN-γ

D. TNF-β 　　　　E. IL-4

12. IL-2 主要由哪种细胞产生

A. 上皮细胞 　　　　B. Th 细胞 　　　　C. MΦ

D. B 细胞 　　　　E. 内皮细胞

（二）A2 型题

1. 患者，女性，45 岁，半年前因患卵巢癌行根治术，术中曾输血 400mL。近来自觉全身乏力，

食欲减退伴恶心，时感右季肋部疼痛。查体：肝病面容，蜘蛛痣，肝肋下 2cm；血清 ALT 150U/L；进一步查肝炎病毒感染标志物发现抗-HBs（+），HCV 抗体（+），HDV 抗体（-）和 HEV 抗体（-），HCV-RNA（+），诊断为慢性丙型肝炎，其可采用哪种细胞因子进行治疗

A. IL-2 　　　　　　　　B. 重组 IFN-α

C. TNF-α 　　　　　　　D. EPO

E. 重组 GM-CSF

（三）B 型题

（1～3 题共用备选答案）

A. G-CSF 　　　　B. TNF 　　　　C. IFN-α

D. 趋化因子 　　　　E. IL-4

1. 作为 HIV 感染 T 细胞的辅助受体，CXCR4 属于哪种细胞因子的受体

2. 有较强的抗病毒和抗肿瘤作用的是

3. 主要由 CD4+Th2 细胞产生，促进 B 细胞增殖和分化的是

（4～5 题共用备选答案）

A. 特异性 　　　　B. 多重性 　　　　C. 高效性

D. 拮抗作用 　　　　E. 双向性

4. 不同的细胞因子可作用于同一类细胞产生相同或相似的生物学效应，此即

5. 同一种细胞因子作用于不同的靶细胞可显示完全相反的生物学效应，此即

三、多项选择题

1. 有关细胞因子的共性，正确的是

A. 绝大多数是高分子量的蛋白

B. 多数细胞因子以单体形式存在

C. 细胞因子通常以特异性的方式发挥作用

D. 细胞因子的分泌是短时自限的

E. 细胞因子以自分泌、旁分泌或内分泌的方式发挥作用

2. 细胞因子的受体可以分为以下哪几个家族

A. 免疫球蛋白超家族

B. Ⅰ 型细胞因子受体家族

C. Ⅱ 型细胞因子受体家族

D. Ⅲ 型细胞因子受体家族

E. 趋化因子受体家族

3. 以下哪些细胞因子属于促炎细胞因子

A. TNF 　　　　B. IL-1 　　　　C. IL-6

D. IL-4 　　　　E. IFN-γ

4. 集落刺激因子包括

A. GM-CSF 　　　　B. G-CSF 　　　　C. M-CSF

D. EPO 　　　　E. IL-3

5. IL-2 的作用有
A. 活化 CD4$^+$细胞
B. 活化 CD8$^+$细胞
C. 刺激 NK 细胞增殖
D. 促进 B 细胞增殖分化
E. 所有 T 细胞均可产生

【参 考 答 案】

一、判断题

1. T　　2. T　　3. F　　4. T　　5. F
6. T　　7. F　　8. F　　9. T　　10. F

二、单项选择题

（一）A1 型题
1. B　　2. D　　3. E　　4. E　　5. A
6. E　　7. C　　8. B　　9. C　　10. D
11. A　　12. B
（二）A2 型题
1. B
（三）B 型题
1. D　　2. C　　3. E　　4. B　　5. E

三、多项选择题

1. BDE　　　　2. ABCDE　　　　3. ABCE
4. ABCD　　　　5. ABCD

（戴书颖）

第八章 白细胞分化抗原和黏附分子

【学习要求】

1. 掌握 白细胞分化抗原和分化群（CD）的概念；

2. 熟悉 白细胞分化抗原的种类及功能；黏附分子的概念、种类及主要生物学作用；

3. 了解 CD 分子和黏附分子的临床应用。

【内容提要】

一、白细胞分化抗原

（一）概念

1. 白细胞分化抗原（leukocyte differenti-ation antigen，LDA） 指造血干细胞在分化为不同谱系、各个细胞谱系分化不同阶段以及成熟细胞活化过程中，细胞表面出现或消失的标记分子。

2. 分化群（cluster of differentiation，CD） 应用以单克隆抗体鉴定为主的方法，将来自不同实验室的单克隆抗体所识别的同一种分化抗原归为一个分化群，以 CD 编号来命名。目前人 CD 的编号已从 CD1 命名至 CD363，大致划分为 14 个组。

（二）功能

白细胞分化抗原按其执行的功能，主要分为受体和黏附分子，见表 8-1。

表 8-1 细胞表面分子种类及其功能（举例）

细胞表面分子类别	主要分布细胞	主要 CD 分子及其功能
细胞受体		
TCR-CD3 复合物及其辅助受体	T 细胞	CD3 参与 TCR 识别抗原后的信号转导；CD4/CD8 是 TCR 共受体，参与信号识别和转导
BCR-CD79 复合物及其辅助受体	B 细胞	CD79 参与 BCR 识别抗原后的信号转导；CD19-CD21-CD81 复合物是 BCR 的共受体，参与信号转导
NK 细胞受体	NK 细胞	CD158～CD161、CD194、CD226、CD314、CD335～CD337 等，调节 NK 细胞杀伤活性，参与信号转导
补体受体（CR）	吞噬细胞	CR1～CR4（分别为 CD35、CD21、CD11b/CD18、CD11c/CD18），参与调理吞噬、活化免疫细胞
Ig Fc 受体（FcR）	吞噬细胞、DC、NK 细胞、B 细胞、肥大细胞	IgG FcR（CD16、CD32、CD64）、IgA FcR（CD89）、IgE FcR I（CD23），参与调理吞噬、ADCC 和超敏反应
细胞因子受体	广泛	种类多样，介导细胞因子刺激后的信号转导，参与造血以及细胞活化、生长、分化和趋化等
模式识别受体（PRR）	吞噬细胞、DC	TLR-1～TLR-11（CD281～CD291），参与固有免疫，感应危险信号
死亡受体	广泛	TNFR I（CD121a）、Fas（CD95）等，分别结合 TNF 和 FasL，诱导细胞凋亡
黏附分子		
共刺激分子	T 细胞、B 细胞、APC	CD40L-CD40，CD28-CD80/CD86，参与细胞活化和细胞间协作
共抑制分子	T 细胞	PD-1 与 PD-L1 结合，启动抑制信号，对 T 细胞活化发挥负调节作用
归巢受体和地址素等	白细胞、内皮细胞	LFA-1 与 ICAM-1 结合，L-选择素与 CD34 结合，参与淋巴细胞再循环和炎症反应

在免疫应答过程中，白细胞分化抗原参与抗原的识别，细胞间相互作用，细胞的活化、增殖、分化和效应。例如，参与 T 细胞识别抗原和活化的 CD 分子有：CD2、CD3、CD4、CD8、CD28、CD152、CD40L 等，详见表 8-2；参与 B 细胞识别抗原和活化的 CD 分子有：CD79a/CD79b、CD19、CD21、CD81、CD80/CD86、CD40 等，详见表 8-3。

表 8-2　T 细胞表面主要的 CD 分子

种类	结构特点	识别配体	功能
CD2	单体分子，胞质区可与多种蛋白酪氨酸激酶相连	CD58（LFA-3）	增强 T 细胞与 APC 或靶细胞的黏附及 CD2 分子所介导的信号传导
CD3	γ、δ、ε、ζ 和 η 五种链组成，胞质区有 ITAM 结构	—	稳定 TCR 结构，将 TCR 识别抗原信号传导入 T 细胞
CD4	单体分子，胞外第一、二个结构域可与 MHC Ⅱ 类分子非多态区结合	MHC Ⅱ 类分子	TCR 识别抗原的共受体，参与 Th 细胞第一活化信号产生
CD8	异源二聚体	MHC Ⅰ 类分子	TCR 识别抗原的共受体，参与 CTL 细胞第一活化信号产生
CD28	同源二聚体	B7（CD80/CD86）	提供 T 细胞活化的第二信号
CD152	同源二聚体	B7（CD80/CD86）	抑制 T 细胞增殖
CD40L	三聚体	CD40	是 B 细胞免疫应答和生发中心形成的重要条件

表 8-3　B 细胞表面主要的 CD 分子

种类	结构特点	识别配体	功能
CD79a/CD79b	异源二聚体，胞质区含 ITAM 结构	—	与 mIg 组成 BCR 复合物，传导 BCR 识别抗原信号，产生 B 细胞活化第一信号
CD19	单体分子，胞质区较长，可与多种激酶结合	—	促进 B 细胞激活
CD21	单体分子	C3d，EB 病毒	增强 B 细胞对抗原应答，参与免疫记忆
CD81	单体分子，N 端和 C 端均在胞内，穿膜 4 次	—	参与信号传导
CD80/CD86	单体分子	CD28	提供 T 细胞活化的第二信号
CD40	单体分子	CD40L	是 B 细胞免疫应答和生发中心形成的重要条件

注：ITAM，免疫受体酪氨酸激活模体

二、黏附分子

（一）概念

黏附分子（adhesion molecule，AM）是介导细胞间或细胞与细胞外基质间相互结合和作用的分子。黏附分子以配体-受体配对结合的方式发挥作用，形成细胞-细胞间、细胞-基质间或细胞-基质-细胞之间的黏附，参与细胞的发育和分化、识别、活化和信号转导等，是免疫应答、炎症发生、凝血、肿瘤转移、创伤愈合等一系列重要生理和病理过程的分子基础。

（二）分类

黏附分子属于白细胞分化抗原，大部分有 CD 编号。根据黏附分子的结构特点，可分为免疫球蛋白超家族（immunoglobulin superfamily，IgSF）、整合素家族（integrin family）、选择素家族（selectin family）、钙黏蛋白家族（cadherin family）以及一些尚未归类的黏附分子。黏附分子的种类见表 8-4。

表 8-4　黏附分子的种类

种类	基本结构	配体	功能
免疫球蛋白超家族	具有与免疫球蛋白相似的 V 区样或 C 区样结构域	配体多为 IgSF、黏附分子以及整合素	参与淋巴细胞抗原识别、免疫细胞间的相互作用及细胞信号转导
整合素家族	由 α、β 两条链经非共价键连接组成异源二聚体，根据 β 亚单位不同分为 8 个组（β1~β8）	成员多，分布广泛，其表达多样化，配体类型也多	主要介导细胞与细胞外基质的黏附，使细胞得以附着形成整体
选择素家族	跨膜分子，胞膜外区由 C 型凝集素样（CL）结构域、表皮生长因子（EGF）样结构域和补体调节蛋白（CRP）结构域组成，胞质区与细胞骨架相连	其配体是一些主要表达在白细胞和内皮细胞表面的寡糖基团	在白细胞与内皮细胞黏附、炎症发生以及淋巴细胞归巢中发挥重要作用

续表

种类	基本结构	配体	功能
钙黏蛋白家族	单糖链蛋白，跨膜分子，胞外区具有配体结合部位，还能结合钙离子	同亲型结合分子，其配体是与自身相同的钙黏蛋白分子	对胚胎发育中的细胞识别、迁移和组织分化以及成体组织器官构成具有重要作用

（三）功能

1. 参与免疫细胞之间的相互作用和活化　免疫细胞之间的相互作用均有黏附分子参与。例如，T 淋巴细胞识别抗原时，除了通过 TCR 识别抗原，还需要共受体 CD4/CD8 与 MHC 分子结合，以加固结合并共同提供细胞活化第一信号；此外，还需要 CD28-CD80/CD86 等共刺激分子提供第二活化信号。

2. 参与炎症过程白细胞与血管内皮细胞黏附　中性粒细胞等炎症反应细胞表达的不同黏附分子是其介导炎症不同阶段的重要分子基础。

3. 参与淋巴细胞归巢　表达在淋巴细胞上的淋巴细胞归巢受体与表达在内皮细胞上的血管地址素的相互作用是淋巴细胞归巢的分子基础。

4. 参与细胞的发育、分化、附着和移动　细胞间的附着及细胞移动是细胞发育、分化的基础，参与其中的主要为钙黏蛋白家族成员以及属于 IgSF 的黏附分子 NCAM（CD56）和 PECAM（CD31）等；细胞与细胞外基质的附着是细胞生存和增殖所必需的，主要由表达于各种组织细胞表面的整合素家族黏附分子介导。

5. 参与多种疾病的发生　例如，CD4 分子是 HIV 糖蛋白 gp120 的主要受体，参与 HIV 的致病过程。

三、白细胞分化抗原及其单克隆抗体的临床应用

（一）在疾病诊断中的应用

用 CD 单克隆抗体免疫荧光染色和流式细胞术分析，可对白血病和淋巴瘤患者的类型进行免疫学分型。

（二）在疾病预防和治疗中的应用

肿瘤细胞表面分子程序性细胞死亡蛋白 1（programmed cell death protein 1，PD-1）表达上调，能与 T 细胞上的 PD-1 结合，抑制了 T 细胞的活化和增殖并诱导其凋亡，从而逃避免疫监控和杀伤。PD-1 单抗通过阻断 PD-1 与其配体 PD-L 的结合，逆转肿瘤免疫逃逸的状态，恢复 T 细胞杀伤肿瘤的活性，达到抑制肿瘤生长的目的。

PD-1 分子及其功能的发现者 Honjo 教授也因此成为 2018 年诺贝尔生理学或医学奖获得者之一。

【双语词汇】

leukocyte differentiation antigen, LDA　白细胞分化抗原

cluster of differentiation, CD　分化群

adhesion molecule, AM　黏附分子

immunoglobulin superfamily, IgSF　免疫球蛋白超家族

integrin family　整合素家族

selectin family　选择素家族

cadherin family　钙黏蛋白家族

programmed cell death protein 1, PD-1　程序性细胞死亡蛋白 1

【习题与测试】

一、判断题（正确填"T"，错误填"F"。）

1. 白细胞分化抗原仅表达于白细胞表面,其他细胞表面没有。（　　）

2. 来自不同实验室的单克隆抗体所识别的同一分化抗原称为 CD。（　　）

3. 免疫细胞之间相互识别的物质基础是细胞表面功能分子。（　　）

4. 黏附分子不属于白细胞分化抗原,没有 CD 编号。（　　）

5. FcγR 属于 CD 分子,可参与调理吞噬、ADCC 和超敏反应。（　　）

6. 钙黏蛋白是同型结合 Ca^{2+} 依赖的细胞黏附分子。（　　）

二、单项选择题

（一）A1 型题

1. 白细胞分化抗原是指

A. 白细胞表面的全部膜分子

B. T 淋巴细胞表面的膜分子

C. 血细胞在分化成熟为不同谱系不同阶段以及活化中出现或消失的细胞表面标记

D. B 淋巴细胞表面的膜分子

E. T 淋巴细胞和 B 淋巴细胞表面的膜分子

2. HIV 的主要受体

A. CD3   B. CD4   C. CD8

D. CD21   E. CD40

3. 与配体结合后，对 T 细胞活化有负调节作用的 CD 分子是

A. CD2   B. CD4   C. CD8

D. CD28   E. CD152

4. 选择素家族的 CD 编号是

A. CD16   B. CD26   C. CD61

D. CD62   E. CD80

5. IgSF 成员的共同特点是

A. 具有与 Ig 相似的结构特征

B. 分布范围一致

C. 由同一染色体编码

D. 识别相同的配体

E. 具有相似的功能

6. 与 TCR 组成复合物，在 TCR 信号传导中起重要作用的 CD 分子是

A. CD2   B. CD4   C. CD8

D. CD3   E. CD28

7. 选择素家族成员的配体主要是

A. CD5s   B. CD15s   C. CD25s

D. CD35s   E. 钙黏蛋白

8. 淋巴细胞归巢受体的配体是

A. L-选择素   B. P-选择素

C. 细胞因子受体   D. 血管地址素

E. 血管活性肽

9. 白细胞分化抗原的组成大多是

A. 跨膜糖蛋白   B. 跨膜磷脂

C. 跨膜化学基团   D. 跨膜无机物

E. 跨膜糖类

10. E-Cadherin 的主要表达于哪类细胞膜上

A. 上皮细胞   B. 心肌细胞

C. 骨骼肌细胞   D. 神经细胞

E. 内皮细胞

11. 选择素分子中与配体的结合部位是

A. C 型凝集素样结构域

B. 表皮生长因子样结构域

C. 补体调节蛋白结构域

D. 细胞质区

E. 多糖分子区

12. 可表达归巢受体的细胞是

A. 单核细胞   B. 巨噬细胞

C. 树突状细胞   D. 红细胞

E. 记忆 T 细胞

13. FcεR 是

A. CD3   B. CD23   C. CD28

D. CD40   E. CD80

14. 属于整合素家族的黏附分子是

A. LFA-1   B. LFA-2   C. LFA-3

D. HLA I   E. HLA II

15. LFA-1 的配体是

A. ICAM-1   B. VCAM-1   C. ICAM-2

D. VCAM-2   E. ICAM-3

（二）A2 型题

1. 患儿，男性，6 岁，全身多处软组织反复感染 3 年。1 周前，因右侧小腿外伤持续肿痛入院。详细询问病史，患儿自出生 6 天就出现发烧、脐部感染，随后出现反复发热、腹泻等症状。3 岁后，患儿常出现全身多处软组织反复感染、牙龈红肿和口腔溃疡等症状，且外周血细胞明显增多。实验室检查发现外周血白细胞表面分子 CD18 小于 1%，而正常人应为 100%，确诊为白细胞黏附缺陷症（leukocyte adhesion deficiency，LAD）I 型患者。该患儿体内哪种整合素缺乏最为严重

A. β1 整合素   B. β2 整合素

C. β3 整合素   D. β4 整合素

E. β5 整合素

（三）B 型题

（1～2 题共用备选答案）

A. β1 整合素   B. β3 整合素

C. L-选择素   D. P-选择素

E. E-选择素

1. 与血小板活化和凝集有关的是

2. 与淋巴细胞归巢有关的是

（3～4 题共用备选答案）

A. CD3 阳性   B. CD14 阳性

C. CD19 阳性   D. CD20 阳性

E. CD56 阳性

3. 某患者疑似 T 细胞白血病，鉴别诊断时可用于区别 B 细胞白血病的白细胞分化抗原是

4. 患者，男性，37 岁，诊断为霍奇金淋巴瘤，予利妥昔单抗治疗，效果明显。该患者使用利妥昔单抗治疗的原因是

三、多项选择题

1. 白细胞分化抗原分布于

A. 淋巴细胞   B. 红细胞   C. 血小板

D. 单核细胞   E. 血管内皮细胞

2. 下列哪些 CD 分子与 T 细胞识别、活化有关

A. CD3   B. CD4   C. CD19

D. CD8　　　　　　E. CD28

3. 下列哪些 CD 分子与 B 细胞识别、活化有关

A. CD40L　　　　B. CD19　　　C. CD40

D. CD79　　　　　E. CD80

4. CD 分子与下列哪些作用有关

A. 免疫应答

B. T、B 细胞活化

C. AIDS 发生

D. 补体攻膜复合物形成

E. EB 病毒对 B 细胞的感染

5. 模式识别受体主要分布于

A. T 细胞　　　　　B. B 细胞　　　C. 吞噬细胞

D. 树突状细胞　　　E. 血小板

6. 下列 CD 分子中，具有黏附作用的是

A. CD40　　　　B. CD40L　　　C. CD28

D. CD152　　　　E. CKR

7. 按照结构特点可将黏附分子分为以下哪几类

A. 整合素家族　　　B. 免疫球蛋白超家族

C. 选择素家族　　　D. 归巢受体

E. 钙黏蛋白家族

8. 关于整合素分子的结构和功能，正确的是

A. 由一条 α 链和一条 β 链组成

B. 以 α 链不同而分组

C. 以 β 链不同而分组

D. 可结合细胞外基质

E. 具有黏附功能

9. 黏附分子的主要生物学功能包括

A. 参与白细胞与血管内皮细胞黏附

B. 参与 T、B 淋巴细胞活化

C. 参与炎症反应

D. 参与淋巴细胞归巢

E. 参与胚胎细胞发育并形成组织和器官

10. CD 抗原目前的应用包括

A. 免疫细胞亚群的功能和配体发现

B. 用于白血病分型

C. 骨髓移植及移植排斥反应的防治

D. 肿瘤的转移研究

E. 肿瘤治疗

【参 考 答 案】

一、判断题

1. F　　2. T　　3. T　　4. F　　5. T

6. T

二、单项选择题

（一）A1 型题

1. C　　2. B　　3. E　　4. D　　5. A

6. D　　7. B　　8. D　　9. A　　10. A

11. A　　12. E　　13. B　　14. A　　15. A

（二）A2 型题

1. B

（三）B 型题

1. B　　2. C　　3. A　　4. D

三、多项选择题

1. ABCDE　　2. ABDE　　3. BCDE

4. ABCE　　5. CD　　6. ABCD

7. ABCE　　8. ACDE　　9. ABCDE

10. ABCDE

（马碧书　姜雨薇）

第九章　主要组织相容性复合体及其编码分子

【学习要求】

1. 掌握　主要组织相容性复合体（MHC）的概念，人类白细胞抗原（HLA）复合体的概念；HLA 抗原分子（Ⅰ类、Ⅱ类）的结构、组织分布和功能；MHC 限制性的概念；

2. 熟悉　HLA 基因的定位及结构（重点是 HLA Ⅰ类、Ⅱ类基因）；MHC 的生物学功能；

3. 了解　免疫功能相关基因（传统Ⅲ类基因、其余基因）；MHC 分子和抗原肽相互作用的分子基础和作用特点；HLA 与临床医学。

【内容提要】

一、基本概念

1. MHC（major histocompatibility complex）即主要组织相容性复合体，是存在于脊椎动物某一染色体上编码主要组织相容性抗原的一组紧密连锁的基因群。不同种属动物的 MHC 及其抗原系统有不同的命名，小鼠 MHC 称为 H-2 基因（复合体），人的 MHC 称为 HLA 基因（复合体），其产物称为 HLA 分子或 HLA 抗原。

2. HLA（human leucocyte antigen，HLA）基因（又称 HLA 复合体）　即人类白细胞抗原，人的主要组织相容性复合体，是存在于人类的第 6 号染色体上编码主要组织相容性抗原，参与免疫细胞发育、控制细胞间相互识别、调节免疫应答，决定遗传特性及某些病理反应产生的一组紧密连锁的基因群。HLA 基因编码的产物即 HLA 抗原或 HLA 分子。

3. MHC 限制性（MHC restriction）　免疫细胞相互作用时（T 细胞激活时或者免疫效应时），TCR 须同时识别抗原肽以及与抗原肽结合为复合物的 MHC 分子，这一现象称为 MHC 限制性。

二、HLA 复合体的定位及结构

1. HLA 复合体的定位　HLA 复合体位于人第 6 号染色体的短臂上，共有 224 个基因座位，其中有产物表达的功能性基因有 128 个。这些基因按其产物和功能分为三群，即经典 HLA 基因、免疫功能相关基因以及免疫无关基因。

2. HLA 复合体的结构　按照 HLA 基因在染色体上的排列，HLA 复合体可分为三个区，即Ⅰ类基因区、Ⅱ类基因区、Ⅲ类基因区。（见表 9-1）

表 9-1　HLA Ⅰ类、Ⅱ类、Ⅲ类基因区的区别

区别	HLA Ⅱ类基因区	HLA Ⅲ类基因区	HLA Ⅰ类基因区
位置	靠近着丝点的一端	介于 HLA Ⅰ类基因区和 HLA Ⅱ类基因区之间	远离着丝点的一端
基因座位	34 个	62 个	122 个
基因结构	①经典的 HLA Ⅱ类基因：HLA-DQ、HLA-DR、HLA-DP ②抗原加工提呈相关基因：低分子量多肽（LMP）抗原加工相关转运体（TAP）HLA-DM HLA-DO	①编码某些补体（C4、C2、Bf）、细胞因子（TNF、LT）、热休克蛋白 70（HSP70）等产物的基因 ②参与调节 NF-κB 活性的基因等	①经典 HLA Ⅰ类基因：HLA-A、HLA-B、HLA-C ②非经典 HLA Ⅰ类基因：HLA-E、HLA-F、HLA-G
主要基因产物	HLA Ⅱ类分子（HLA Ⅱ类抗原）	C4、C2、Bf、TNF、LT、HSP70 等	HLA Ⅰ类分子（HLA Ⅰ类抗原）

三、HLA 抗原（Ⅰ类、Ⅱ类）的结构、组织分布和功能

（一）HLA 抗原（Ⅰ类、Ⅱ类）的结构、组织分布、主要功能（表9-2）

表 9-2 HLA 抗原（Ⅰ类、Ⅱ类）的结构、组织分布、主要功能

分子结构	HLA Ⅰ类抗原	HLA Ⅱ类抗原
组成	由 α 链和 β$_2$m 组成经非共价键连接成的异二聚体。α 链由 HLA Ⅰ类基因编码且为跨膜链，具有多态性	由 α 链 β 链以非共价键连接成的异二聚体。α链和β链均由 HLA Ⅱ类基因编码且均为跨膜链，均具有多态性
分区（4 个区）	（1）肽结合区（α1、α2 区）：容纳 8～10aa 组成的短肽，具有多态性 （2）Ig 样区（α3 区）：与 Tc 细胞表面 CD8 分子结合 （3）跨膜区：将 HLA Ⅰ类抗原锚定在胞膜上 （4）胞质区：参与跨膜信号的传递β$_2$m：增强Ⅰ类抗原的表达和稳定性	（1）肽结合区（α1、β1 区）：容纳 10～15aa 组成的短肽，具有多态性 （2）Ig 样区（β2 区）：与 Th 细胞表面 CD4 分子结合 （3）跨膜区：将 HLA Ⅱ类抗原锚定在胞膜上 （4）胞质区：参与跨膜信号的传递
组织分布	分布广泛，可表达于体内多种有核细胞表面（包括血小板、网织红细胞），成熟的红细胞一般不表达 HLA Ⅰ类分子。神经细胞、成熟的滋养层细胞不表达 HLA Ⅰ类分子	分布相对局限，主要表达在专职抗原提呈细胞（DC、MΦ、成熟 B 细胞等）、内皮细胞、胸腺上皮细胞、活化的 T 细胞表面
主要功能	识别提呈内源性抗原，结合辅助受体为 CD8，识别限制为 CTL 细胞	识别提呈外源性抗原，结合辅助受体为 CD4，识别限制为 Th 细胞
记忆法	HLA Ⅰ类分子有 1 个跨膜区，HLA Ⅱ类分子有 2 个跨膜区 记忆口诀：Ⅰ类分子 1 条腿，Ⅱ类分子 2 条腿	

（二）HLA 抗原（Ⅰ类、Ⅱ类）的功能

1. 参与抗原的处理与提呈 MHC 分子作为抗原肽受体参与抗原处理和提呈，这是 MHC 分子主要的生物学特性。HLA Ⅰ类分子提呈内源性抗原（如病毒包膜蛋白、肿瘤抗原）肽于靶细胞表面；HLA Ⅱ类分子提呈外源性抗原（如胞外菌）肽于 APC 细胞表面。CD8$^+$T 细胞识别抗原肽/MHC Ⅰ分子复合物；CD4$^+$T 细胞识别抗原肽/MHC Ⅱ分子复合物。

2. 参与免疫应答的遗传调控 MHC 具有高度多态性，群体中不同个体所携带的等位基因型别不同，故 MHC 分子抗原结合凹槽的结构、凹槽与抗原肽锚着残基（anchor residue）的亲和力也存在差异，从而导致携带不同 MHC 等位基因产物的个体对特定抗原的提呈能力、机体的免疫应答效应以及抗病能力存在差异，因此在群体水平有利于增强物种对环境的适应能力，并推动生命的进化。

3. 参与免疫细胞间相互作用的限制性 即为 TCR 识别抗原肽的限制性。其本质为 TCR 必须同时识别抗原肽以及与抗原肽结合为复合物的 MHC 分子，而并非限定 APC 表面 pMHC 中的 MHC 分子必须与特异性 T 细胞表面 MHC 分子同型，换句话说，同一 TCR 可识别不同的 pMHC，此为 TCR 识别的简并性（degeneracy）。

4. 参与免疫调节 MHC 分子可参与抗原提呈并制约免疫细胞间的相互作用，从而调控适应性免疫应答的发生和强度。同时，MHC 分子的表达水平高低也直接决定了机体对抗原应答的强弱。

5. 参与 T 细胞的分化过程 MHC 参与早期 T 细胞在胸腺的发育过程，Ⅰ、Ⅱ类分子的阳性细胞分别参与了 CD8$^+$、CD4$^+$T 细胞的分化发育，并参与建立 T 细胞对自身抗原的中枢性耐受。

6. 诱导同种异体移植排斥反应器官或细胞移植时 在同种异体内 MHC Ⅰ类或Ⅱ类抗原时引起快速、强烈移植排斥反应的主要抗原。

四、MHC 分子和抗原肽相互作用的分子基础和作用特点

1. MHC 分子和抗原肽相互作用的分子基础 二者相互作用的分子基础是由肽结合槽的特点决定的。MHC 分子高亲和力与抗原肽结合成为复合物，这是保证 MHC 分子有效提呈抗原的重要前提。

2. MHC 分子和抗原肽之间的作用特点 一定的特异性、相对选择性、包容性。

五、免疫功能的相关基因

1. 血清补体成分编码基因 属于经典的Ⅲ类基因，其编码的产物有C4、C2、Bf。

2. 抗原加工提呈相关基因 如低分子量多肽（low molecular weight polypeptide，LMP）。基因、抗原加工相关转运体（transporter associated with antigen processing，TAP）基因：HLA-DM基因、HLA-DO基因、TAP相关蛋白基因。

3. 非经典Ⅰ类基因 如HLA-E、HLA-F、HLA-G基因等。

4. 炎症相关基因 如细胞因子（TNF、LT）、热休克蛋白70（HSP70）等的基因。

六、HLA复合体的遗传特点

（1）高度多态性。

（2）多基因性。

（3）单倍型遗传。

（4）连锁不平衡。

七、HLA与临床医学

（一）HLA与疾病的关联

最典型的例子是强直性脊柱炎（ankylosing spondylitis，AS）患者中有90%以上携带HLA-B27基因。HLA与疾病关联获得重要进展的包括：类风湿性关节炎（rheumatoid arthritis，RA）、乳糜泻（celiac disease，CD）、胰岛素依赖型糖尿病（insulin-dependent diabetes mellitus，IDDM）、多发性硬化症（multiple sclerosis，MS）等。

（二）HLA表达异常与疾病

肿瘤细胞株表面HLAⅠ类分子表达缺失或者密度降低致肿瘤细胞发生免疫逃避。HLAⅡ类分子表达异常可将自身抗原呈递给T细胞，引起自身免疫性疾病，如：Graves病的甲状腺上皮细胞、1型糖尿病患者的胆管上皮细胞、原发性胆管肝硬化患者的胆管上皮细胞等均出现HLAⅡ类分子表达。

（三）HLA与其他免疫病理和生理过程的关系

1. HLA与移植排斥反应 通常移植成活率从高到低的顺序为同卵双胞胎＞同胞＞亲属无血缘关系者。肾脏移植中，各HLA基因座位配合的重要性依次为HLA-DR、HLA-B、HLA-A。骨髓移植中，为预防移植物抗宿主病，一般选择HLA全相同者为供者。

2. HLA与输血反应 多次接收输血的患者，体内可产生抗HLA抗体，从而引发因白细胞和血小板受损而导致的非溶血性输血反应。

3. HLA与母胎关系 成熟的胎盘滋养层细胞所表达的HLA分子参与了母体对胎儿的耐受。

【双语词汇】

major histocompatibility complex，MHC 主要组织相容性复合体

human leucocyte antigen，HLA 人类白细胞抗原

MHC restriction MHC限制性

peptide-MHC，pMHC 抗原肽-MHC分子复合物

low molecular weight polypeptide，LMP 低分子量多肽

transporter associated with antigen processing，TAP 抗原加工相关转运体

chromosome 染色体

centromere 着丝粒，着丝点

ankylosing spondylitis，AS 强直性脊柱炎

【习题与测试】

一、判断题（正确填"T"，错误填"F"。）

1. 人类的MHC分子可称为HLA；人类的MHC称HLA复合体。（ ）

2. MHC的等位基因都是共显性。（ ）

3. MHCⅡ类分子与移植排斥反应无关。（ ）

4. 子代的MHC和亲代的完全相同。（ ）

5. T细胞识别巨噬细胞提呈的特异性抗原时受MHC限制。（ ）

6. 静止的T细胞表达MHCⅡ类分子。（ ）

7. B细胞不表达MHCⅠ类分子。（ ）

8. CD4分子可与MHC分子结合。（ ）

9. MHCⅠ类抗原的重链和轻链（β_2m）都是由MHC基因编码。（ ）

10. MHCⅡ类抗原在细胞表面异常表达易导致自身免疫病。（ ）

二、单项选择题

（一）A1型题

1. 下列哪一种细胞在正常情况下不表达HLAⅡ类抗原

A. 胰岛β细胞　　　　　　B. B细胞

C. 朗格汉斯细胞　　　　　D. 树突状细胞

E. 巨噬细胞

2. 下列哪一种疾病与 HLA-B27 抗原相关性最明显

A. 系统性红斑狼疮　　B. 类风湿性关节炎

C. 重症肌无力　　　　D. 强直性脊柱炎

E. 自身免疫性甲状腺炎

3. HLA Ⅱ 类基因区包括

A. HLA-A 基因座

B. HLA-A、B、C 基因座

C. HLA-E 基因座

D. HLA-DR、DP、DQ 基因座

E. C4、C2、Bf 基因座

4. 关于 HLA Ⅰ 类分子的叙述，正确的有

A. 只存在于红细胞上

B. 只存在于白细胞上

C. 只存在于淋巴细胞上

D. 只存在于巨噬细胞上

E. 不存在于神经细胞上

5. 下列哪一种细胞一般不表达 HLA Ⅰ 类抗原

A. T 淋巴细胞　　　　B. B 淋巴细胞

C. 成熟的红细胞　　　D. 上皮细胞

E. 中性粒细胞

6. 下列哪些细胞间作用受 MHC Ⅰ 类分子限制

A. APC 与 Th 细胞　　B. Th 细胞与 Ts 细胞

C. 巨噬细胞与靶细胞　D. Tc 细胞与靶细胞

E. Th 细胞与 B 细胞

7. 于 HLA Ⅱ 类分子的描述，错误的是

A. 能与辅助受体 CD8 分子结合

B. 对 Th 细胞的活化起限制作用

C. 由染色体上 HLA 复合体编码

D. 由两条多肽链借非共价键连接而成

E. 主要存在于抗原提呈细胞表面

8. 一般来说，与内源性抗原提呈有关的分子是

A. MHC Ⅱ 类分子　　B. MHC Ⅰ 类分子

C. MHC Ⅲ 类分子　　D. CD1 分子

E. 黏附分子

9. 根据移植物来源，哪种肾存活率最高

A. 异种肾

B. 同种肾

C. 同卵双生同胞供体肾

D. 亲属供体肾

E. 父母的肾

10. 下列分子中，非 MHC 基因编码的是

A. β_2 微球蛋白（β_2m）

B. HLA Ⅰ 类分子的 α 链

C. HLA Ⅱ 类分子的 β 链

D. HLA Ⅱ 类分子的 α 链

E. HLA Ⅲ 类分子

11. HLA Ⅰ 类分子的抗原结合槽位于

A. α1 和 β1 结构域之间

B. α2 和 β2 结构域之间

C. α1 和 α2 结构域之间

D. α1 和 β_2m 结构域之间

E. β1 和 β2 结构域之间

12. 下列过程中，体现 MHC 的限制性的是

A. 巨噬细胞吞噬细菌

B. ADCC 作用

C. B 细胞识别外来抗原

D. Tc 细胞杀伤靶细胞

E. NK 细胞杀伤肿瘤细胞

13. 可介导内源性抗原转运至内质网的分子是

A. LMP　　　　　　　B. HLA Ⅰ 类分子

C. HLA Ⅱ 类分子　　D. HLA-DM 分子

E. TAP 分子

14. HLA 分子多态性部位是

A. 跨膜区　　　　　　B. 肽结合区

C. Ig 样区　　　　　　D. 胞质区

E. 以上均不是

15. 关于 MHC Ⅱ 类分子的叙述，下列哪项错误

A. 分布在 APC 表面

B. 由 HLA-DP、DQ、DR 基因编码

C. 体现在 Th 细胞活化中的限制性

D. 体现在 Tc 细胞活化中的限制性

E. 激活的 T 细胞可表达

16. 非经典 HLA Ⅰ 类基因位于

A. HLA-DP 座位　　　B. HLA-E 座位

C. HLA-DQ 座位　　　D. HLA-DR 座位

E. HLA-A 座位

17. 下列哪类基因不属于 HLA 复合体

A. 调节免疫应答基因　B. 编码移植抗原基因

C. 编码 Ig 的基因　　　D. 编码 C2 的基因

E. 编码 TNF 的基因

18. 活化的 T 淋巴细胞表达哪类分子

A. 只表达 MHC Ⅱ 类分子

B. 只表达 MHC Ⅰ 类分子

C. 同时表达 MHC Ⅰ、MHC Ⅱ 类分子

D. 仅同时表达 MHC Ⅰ、MHC Ⅲ 类分子

E. 同时表达 sIgM 和 sIgD 分子

19. 对人而言，HLA 分子属于

A. 异种抗原　　　　　B. 同种异型抗原

C. 嗜异性抗原　　　　D. 肿瘤相关抗原

E. 超抗原

20. 人类 MHC 定位于
A. 第 17 号染色体　　　B. 第 7 号染色体
C. 第 16 号染色体　　　D. 第 6 号染色体
E. 第 2 号染色体

（二）A2 型题

患者，男性，48 岁，因夜尿增多，高血压 3 年，头晕，恶心，呕吐 1 周入院，患者十年来曾多次出现晨起眼睑水肿，未予重视，3 年来发现夜尿增多，血压升高，一周前无明显诱因出现头晕，恶心，呕吐，未予治疗入院。查体：BP 160/110mmHg，贫血貌，双下肢可凹性水肿，双肺呼吸音清，无啰音，心率 90 次/分，心律齐，未闻及杂音，实验室检查,血常规：血红蛋白 60/L，血清肌酐 488.1μmol/L，尿素氮 19.8mmol/L，尿蛋白（+++），蜡样管型 1 个/HP，尿红细胞 3 个/HP，超声波显示双肾对称性缩小。该患者诊断为①慢性肾小球肾炎；②慢性肾衰竭（肾衰竭期）。

1. 根据患者目前情况最彻底的治疗方法是
A. 纠正水、电解质酸碱平衡
B. 血液透析
C. 腹膜透析
D. 肾移植
E. 降血压

2. 肾脏移植中，各 HLA 基因座位配合的重要性依次为
A. HLA-B、HLA-DR、HLA-A
B. HLA-DR、HLA-A、HLA-B
C. HLA-DR、HLA-B、HLA-A
D. HLA-A、HLA-DR、HLA-A
E. HLA-B、HLA-A、HLA-DR

（三）B 型题
（1～3 题共用备选答案）
A. HLA Ⅰ类分子轻链
B. HLA Ⅱ类分子 α1 与 β1 结构域
C. HLA Ⅱ类分子 α1 与 α2 结构域
D. HLA Ⅱ类分子 β2 结构域
E. HLA Ⅰ类分子 α3 结构域
1. HLA 分子与 CD8 分子结合的部位是
2. HLA 分子与 CD4 分子结合的部位是
3. 构成抗原结合槽的部位是
（4～8 题共用备选答案）
A. HLA-B 座位
B. HLA-A、B、C 座位
C. HLA-DP、DQ、DR 座位
D. HLA-G 座位

E. Bf 座位
4. 经典 HLA Ⅰ类基因位于
5. 经典 HLA Ⅱ类基因位于
6. 属于非经典 HLA Ⅰ类基因
7. 编码补体成分的基因位于
8. 已经鉴定的经典 HLA 复合体中等位基因数量最多的是

三、多项选择题

1. HLA Ⅱ类基因包括
A. HLA-A 基因　　　　B. HLA-DR 基因
C. HLA-E 基因　　　　D. HLA-DP 基因
E. HLA-DQ 基因
2. HLA 复合体的遗传特点是
A. 高度多态性　　　　B. 多基因性
C. 单倍型遗传　　　　D. 连锁不平衡
E. MHC 的限制性
3. HLA Ⅰ类分子的功能是
A. 识别和提呈外源性抗原
B. 识别和提呈内源性抗原
C. 与辅助受体 CD8 分子结合
D. 与辅助受体 CD4 分子结合
E. 在 Tc 细胞活化中起限制作用
4. 关于 MHC 的描述，正确的是
A. 巨噬细胞、B 细胞均表达 MHC Ⅰ、Ⅱ类分子
B. 红细胞、血小板均表达 MHC 分子
C. MHC Ⅱ类分子异常表达可导致自身免疫病
D. MHC 指的是一群紧密连锁的基因群
E. 静止的 T 淋巴细胞不表达 MHC Ⅱ类分子
5. MHC 分子的功能包括
A. 参与同种异体排斥反应
B. 参与 T 细胞在胸腺内的发育过程
C. 参与 APC 对抗原的处理与递呈
D. 约束免疫细胞间相互作用
E. 参与对免疫应答的遗传控制

【参考答案】

一、判断题

| 1. T | 2. T | 3. F | 4. F | 5. T |
| 6. F | 7. F | 8. T | 9. F | 10. T |

二、单项选择题

（一）A1 型题

| 1. A | 2. D | 3. D | 4. E | 5. C |
| 6. D | 7. A | 8. B | 9. C | 10. A |

| 11. C | 12. D | 13. E | 14. B | 15. D |
| 16. B | 17. C | 18. C | 19. B | 20. D |

（二）A2 型题

| 1. D | 2. C |

（三）B 型题

| 1. E | 2. D | 3. B | 4. B | 5. C |

| 6. D | 7. E | 8. C |

三、多项选择题

| 1. BDE | 2. ABCD | 3. BCE |
| 4. ACDE | 5. ABCDE | |

（李冰雪）

第十章 固 有 免 疫

【学 习 要 求】

1. **掌握** 固有免疫的概念及组成；
2. **熟悉** 固有免疫作用时间,固有免疫与适应性免疫应答的关系；
3. **了解** 固有免疫识别机制、固有免疫与疾病关系。

【内 容 提 要】

固有免疫(innate immunity)又称天然免疫(natural immunity)或非特异性免疫(non-specific immunity),是指机体在种系发生和进化过程中逐渐形成的一种天然免疫防御功能,作用广泛且迅速,不仅构成机体抵御病原生物入侵的第一道防线,也能在体内及时有效清除靶细胞以维护机体内环境稳定与平衡。

一、组成

(一)屏障结构及作用

1. 皮肤黏膜及附属成分

(1)物理屏障:皮肤、黏膜(更新迅速、呼吸道上皮细胞纤毛的定向摆动、分泌液的冲洗)。

(2)化学屏障:皮脂腺的不饱和脂肪酸,汗腺的乳酸,胃酸,唾液,泪液以及呼吸道、消化道和泌尿生殖道黏液中的溶菌酶、抗菌肽、乳铁蛋白等均可产生杀菌和抑菌的作用。

(3)微生物屏障:主要是指体表及与外界相通黏膜上分布的正常菌群,如:大肠埃希菌分泌细菌素抑制厌氧菌和革兰氏阳性菌定居和繁殖。

2. 血脑屏障 由软脑膜、脉络丛毛细血管及管壁外星形胶质细胞共同组成。婴幼儿该屏障未发育完全,所以容易发生中枢神经系统感染。

3. 胎盘屏障 由母体子宫内膜基蜕膜和胎儿绒毛膜滋养层细胞共同组成。妊娠3月内该屏障未完善,易感染病毒,导致胎儿畸形或流产。

4. 血胸屏障 由连续的毛细血管内皮、内皮外完整基膜、上皮网状细胞、血管周隙和巨噬细胞组成,主要功能是限制大分子抗原物质进入胸腺实质。

(二)固有免疫细胞及作用

1. 吞噬细胞 包括大吞噬细胞(血液中的单核细胞和组织中的巨噬细胞)和小吞噬细胞(血液中的中性粒细胞)。吞噬过程分趋化、黏附、吞入和杀灭四个阶段,病原体被吞噬后吞噬细胞可通过氧非依赖性杀菌机制和氧依赖性杀菌机制将其杀伤。吞噬作用的结果分为完全吞噬(彻底杀灭吞入病原体)和不完全吞噬(病原体只被吞噬而不被杀死)。

2. NK细胞 可直接杀伤肿瘤细胞、被病毒或胞内寄生菌感染的细胞。

(1)机制:①IFN-γ、IL-12、IL-18激活NK细胞的细胞毒性;②穿孔素、颗粒酶、Fas/FasL机制杀伤(同CTL杀伤机制);③ADCC。

(2)功能:NK细胞分泌IFN-γ、IL-12、TNF参与免疫调节,其杀伤病毒感染细胞效应比Tc细胞出现早。

3. γδT细胞 TCR多样性有限,广泛分布于皮肤和黏膜下,可直接识别热休克蛋白(HSP)、CD1提呈的非多肽抗原(如分枝杆菌菌体脂类和多糖)和某些病毒蛋白,无MHC限制。是皮肤黏膜局部抗感染的重要细胞。其杀伤机制同CTL,活化γδT细胞可分泌细胞因子参与免疫调节。

4. NKT细胞 既能表达NK细胞受体又能表达TCR-CD3复合物,但TCR多样性有限,可识别CD1提呈脂类和糖脂类,无MHC限制。其功能为①非特异杀伤肿瘤细胞和病毒感染细胞,杀伤机制同CTL;②分泌IL-4、IFN-γ、单核细胞趋化蛋白(MCP)-1α、巨噬细胞炎症蛋白(MIP)-1β等细胞因子参与免疫调节。

5. B1细胞 细胞表型为$CD5^+mIgM$,分布于腹腔、胸腔、肠壁固有层,具自我更新能力。BCR多样性有限,主要识别多糖类TI-2抗原。其特点为48h内产生低亲和力IgM,无类别转换,无免疫记忆。

6. 树突状细胞 有效识别入侵的病原生物,具有强大的抗原提呈功能,是连接固有免疫和适应性免疫的重要"桥梁"。

(三)固有免疫效应分子及作用

1. 补体系统 经MBL、旁路途径活化及活化过程中释放有生物学作用片段。其功能为溶细胞作用、调理作用、免疫黏附作用、趋化、致炎。

（详见第六章）

2. 细胞因子 由免疫细胞和感染组织细胞产生。（详见第七章）

（1）直接作用：IFN-γ 可抑制病毒复制，TNF 可直接杀伤肿瘤细胞；

（2）间接作用：IL-2、IL-12、IL-15 等可促进 NK 细胞杀伤被病毒感染细胞；IL-1β、TNF、IFN-γ 可增强单核巨噬细胞吞噬杀伤活性；IL-1、IL-6、TNF-α、IFN-γ 可刺激肝细胞合成多种急性期蛋白（acute phage protein）。

3. 防御素（defensin） 中性粒细胞和小肠帕内特细胞（Paneth cell）产生的一种抗菌短肽，可通过：①破坏病原体膜屏障结构增加其通透性；②干扰病原体 DNA 和蛋白质合成；③诱生细胞因子发挥致炎和趋化作用等直接杀伤细菌、真菌和某些包膜病毒。

4. 溶菌酶 由吞噬细胞分泌的一种碱性蛋白，存在于唾液、血液及尿液等多种体液中，通过破坏 G^+ 细菌细胞壁肽聚糖的 β-1，4 糖苷键使细菌溶解。

5. 乙型溶素 由凝聚状态的血小板释放，可损伤大多 G^+ 细菌细胞膜，对 G^- 菌无效。

二、应答机制

固有免疫细胞识别表达于多种病原体表面的模式分子而活化，经特殊的信号转导途径产生免疫效应。

（一）模式识别受体和病原相关分子模式

（1）模式识别受体（pattern recognition receptor，PRR）：固有免疫细胞膜直接识别结合病原体和宿主凋亡细胞表面某些共有结构的受体，主要包括甘露糖受体、清道夫受体、Toll 样受体。PRR 的生物学特征：①较少多样性；②非克隆性表达；③介导快速的生物学反应。

（2）病原体相关分子模式（pathogen associated molecular pattern，PAMP）：PAMP 是 PRR 的配体。病原体和宿主凋亡细胞表面某些高度保守分子结构（PAMP）。PAMP 的特征：①常为病原微生物所特有；②微生物生存和致病性所必需；③宿主泛特异性识别的分子基础。PRR 识别的分子主要有 LPS、肽聚糖、脂磷壁酸、脂蛋白、脂肽、甘露糖、dsRNA、磷脂酰丝氨酸（宿主凋亡细胞）等。

（3）损伤相关分子模式（damage associated molecular pattern，DAMP）：系宿主体内因感染、无菌性炎症、坏死、凋亡及氧化糖基化修饰等因素造成组织损伤后产生的内源性模式分子。

（二）模式识别受体介导信号转导途经

包括 Toll 样受体（Toll-like receptor，TLR）、NOD 样受体和 RIG 样受体介导的信号转导途径。

其中 TLR 有 10 种，信号转导途径各异。以 TLR-4 为例，MΦ 经 CD14 与 LPS-LBP 结合，其 TLR 受 LPS 刺激聚集成二聚体，经 DM-2 激活。活化 TLR-4 胞质区 TIR（Toll/IL-1 同源区）与接头蛋白 MyD88 的 C 端 TIR 结合，N 端 DD 募集结合 IRAK（IL1R 相关激酶），并活化；活化 IRAK 与 TRAF6（TNF 受体相关因子 6）结合，使 TAK1（TGFβ 活化激酶）活化，经 1κB 激酶级联反应，NF-κB 活化，启动相关靶基因表达炎性细胞因子。

三、作用时相

（一）瞬时固有免疫应答阶段（感染后 0～4 小时）

（1）屏障阻挡。

（2）吞噬细胞的吞噬作用。

（3）旁路途径活化，补体调理作用，补体促进炎症反应。

（4）感染细胞释放致炎细胞因子（IL-1、IL-8、TNF 等）活化多种固有免疫细胞。

（二）早期固有免疫应答阶段（感染后 4～96 小时）

感染细胞产生 LPS、IFN-γ、MIP-1α、GM-CSF 活化 MΦ，导致炎性因子促补体、吞噬细胞等进入感染区抗感染；TNF、PAF 等活化血管内皮细胞和血小板促进血凝；TNF-α、IL-1、IL-6 致下丘脑发热，抑制病原体；炎性因子促骨髓大量释放中性粒细胞；肝细胞分泌急性期蛋白；B1 细胞识别多糖抗原，48 小时产生抗菌 IgM；NK 细胞、γδT 细胞、NKT 细胞杀伤某些病毒感染和胞内菌感染的细胞。

（三）适应性免疫应答阶段（感染 96 小时后）

APC 将抗原肽-MHC 复合物提呈给 T 细胞识别，同时高表达 B7。

四、固有免疫应答与适应性免疫应答关系

（一）固有免疫细胞的特点

（1）迅速产生免疫效应。

（2）以 PRR-PAMP 方式结合激活故无特异性。

（3）固有免疫细胞寿命较短，因此固有免疫持续时间短。

（4）不经克隆扩增，不产生免疫记忆、不形成免疫耐受。

（二）固有免疫的生物学意义

（1）是机体抗感染的第一道防线。

（2）参与维持机体免疫稳定。

（三）固有免疫与适应性免疫应答关系

1. 启动适应性免疫应答 巨噬细胞吞噬杀伤异物时，也启动对抗原加工和提呈：抗原肽-MHC 复合物为 T 细胞识别产生活化第一信号，巨噬细胞的 PRR 识别病原体高表达 B7、ICAM，提供 T 细胞活化第二信号。

2. 影响适应性免疫应答类型 不同固有免疫细胞 PRR 结合不同配体分子 PAMP，产生不同细胞因子，可调节特异性免疫细胞的分化方向。

3. 协助适应性免疫应答发挥效应

（1）调理吞噬、ADCC 等，杀伤清除病原体。

（2）细胞因子活化吞噬细胞和 NK 细胞，增强其杀伤作用。

【双 语 词 汇】

innate immunity　固有免疫

non-specific immunity　非特异性免疫

natural immunity　天然免疫

phagocyte　吞噬细胞

defensin　防御素

acute phage protein　急性期蛋白

pattern recognition receptor，PRR　模式识别受体

pathogen associated molecular pattern，PAMP　病原体相关分子模式

damage associated molecular pattern，DAMP　损伤相关分子模式

Toll-like receptor，TLR　Toll 样受体

【习题与测试】

一、判断题（正确填"T"，错误填"F"。）

1. 固有免疫是一种与生俱来的天然免疫防御功能，作用迅速且广泛。（　　）

2. 当病原生物入侵机体时首先由特异性免疫发挥作用接下来再启动固有免疫。（　　）

3. 单核巨噬细胞可在吞噬病原体后提呈相关抗原启动固有免疫应答。（　　）

4. 屏障结构是固有免疫的第一道防线，可通过机械阻挡、化学物质和正常菌群发挥作用。（　　）

5. $\gamma\delta T$ 细胞的 TCR 具有多样性，能识别多种病原生物抗原。（　　）

6. 溶菌酶可损伤细菌细胞壁肽聚糖中的 β-1，4 糖苷键。（　　）

7. 固有免疫细胞有直接识别结合病原体和宿主凋亡细胞表面某些共有结构的受体。（　　）

8. 固有免疫细胞寿命较短，不产生免疫记忆、不形成免疫耐受。（　　）

9. 模式识别受体具有丰富的多样性在固有免疫识别中发挥重要作用。（　　）

10. 固有免疫中抗病毒的主要细胞因子是 IFN-γ。（　　）

二、单项选择题

（一）A1 型题

1. 下列关于天然免疫哪种说法不正确

A. 是机体抵御病原微生物感染的第一道防线

B. 是个体与生俱来的一种生理功能

C. 通过模式识别受体对病原体及损伤细胞进行识别

D. 发挥作用迅速且具有特异性

E. 参与机体的免疫稳定功能

2. 下列哪种细胞不属于固有免疫细胞

A. 中性粒细胞　　　　　B. 树突状细胞

C. B2 细胞　　　　　　D. $\gamma\delta$ T 细胞

E. NK 细胞

3. 参与固有免疫的效应分子不包括

A. 防御素　　　　　　B. 补体系统

C. 细胞因子　　　　　D. 溶菌酶

E. 外毒素

4. 妊娠早期母亲被病毒感染后易发生胎儿畸形的原因是

A. 胸腺发育未成熟

B. 胎盘屏障发育未完善

C. 皮肤屏障发育未完善

D. 外周免疫器官发育未完善

E. 血脑屏障发育未完善

5. 完全吞噬是指吞噬细胞

A. 吞噬入侵的全部细菌

B. 把吞噬的细菌全部被杀死

C. 反复吞噬细菌

D. 将细菌转移到淋巴结

E. 在杀伤细菌的同时自身也溶解

6. 既参与固有性免疫应答又参与适应性免疫应答的免疫分子不包括

A. 抗体　　　　B. 补体　　　C. 细胞因子

D. 溶菌酶　　　E. CD 分子

7. 既有吞噬杀菌作用又有抗原提呈作用的细胞是

A. 巨噬细胞　　　B. 中性粒细胞

C. T 细胞　　　　D. B 细胞

E. NK 细胞

8. 下列哪种受体属于模式识别受体

A. 细胞因子受体　B. 补体受体

C. TCR　　　　　D. BCR

E. TLR

9. 吞噬细胞主要包括

A. NK 细胞和单核巨噬细胞

B. 单核巨噬细胞和中性粒细胞

C. NK 细胞和中性粒细胞

D. 中性粒细胞和 APC

E. 中性粒细胞和树突状细胞

10. 具有非特异性细胞毒作用的细胞是

A. T 细胞　　　　B. $CD8^+CTL$

C. NK 细胞　　　D. B2 细胞

E. B1 细胞

（二）A2 型题

1. 患儿，男，10 月龄，于 3 天前无明显诱因出现发热，以剧烈呕吐入院，查体：发育正常，皮肤无黄染，无皮疹，口唇轻度发绀，咽部充血，T 38.9℃，R 106 次/分，双肺可闻及中小湿啰音。实验室检查：血常规中白细胞 $19.8×10^9/L$，脑脊液呈淡黄色浑浊状，查见革兰氏阴性双球菌。通过以上检查确诊为流行性脑脊髓膜炎。婴幼儿容易发生中枢神经系统感染最可能的原因是

A. 脑膜炎双球菌毒力强

B. 患儿血脑屏障发育尚不完善

C. 肺部炎症导致菌血症

D. 临床症状不具特异性延误治疗

E. 婴幼儿 T 细胞和 B 细胞产生不足

（三）B 型题

（1～3 题共用备选答案）

A. 补体系统　　　B. 细胞因子

C. 防御素　　　　D. 溶菌酶

E. 乙型溶素

1. 广泛存在于吞噬细胞内和唾液、泪液等多种体液中的非特异性免疫分子是

2. 由免疫细胞和感染组织细胞产生具有多种免疫作用的小分子多肽是

3. 需要激活后方具有活性的固有免疫分子是

（4～7 共用备选答案）

A. 巨噬细胞　　　　B. NK 细胞

C. B1 细胞　　　　D. γδT 细胞

E. 中性粒细胞

4. 存在于血液中的吞噬细胞是

5. 既有吞噬作用又有抗原提呈作用的细胞是

6. 表达有 $CD5^+mIgM$ 的细胞是

7. 与 CTL 有相同杀伤机制的细胞是

三、多项选择题

1. 属于固有性免疫应答的有

A. 皮肤黏膜的屏障作用

B. 吞噬细胞的吞噬作用

C. 自然杀伤细胞对病毒感染细胞的杀伤作用

D. 血液和体液中存在的补体成分

E. 组织损伤局部分泌的抑菌、杀菌物质

2. 下列哪些细胞属于固有免疫应答细胞

A. 单核巨噬细胞　　　　　B. NK 细胞

C. B 细胞　　　　　　　　D. T 细胞

E. 中性粒细胞

3. 人体的主要屏障结构有

A. 皮肤屏障　　　　　　　B. 黏膜屏障

C. 血脑屏障　　　　　　　D. 胎盘屏障

E. 血胸屏障

4. 非特异性免疫的特点是

A. 生来就有　　　　　　　B. 可以遗传

C. 人人都有，无个体差异　D. 无特异性

E. 有记忆性

5. 以下属于固有免疫模式识别受体的是

A. 甘露糖受体　　　　　　B. 清道夫受体

C. Toll 样受体　　　　　　D. NOD 样受体

E. TCR 和 BCR

【参考答案】

一、判断题

1. T　　2. F　　3. F　　4. T　　5. F

6. T　　7. T　　8. T　　9. F　　10. T

二、单项选择题

（一）A1 型题

1. D　　2. C　　3. E　　4. B　　5. B

6. A　　7. A　　8. E　　9. B　　10. C

（二）A2 型题

1. B

（三）B 型题

1. D　　2. B　　3. A　　4. E　　5. A

6. C　　7. B

三、多项选择题

1. ABCDE　　2. ABE　　3. ABCDE

4. ABCD　　5. ABCD

（王　峰）

第十一章 适应性免疫应答

【学习要求】

1. 掌握 免疫应答的概念、免疫应答的基本过程；Th 细胞与 CTL（Tc）细胞介导的细胞免疫应答；TD-Ag 引起 B 细胞应答的过程，抗体产生的一般规律；TCR、CD3、CD80、CD28、BCR、Igα/Igβ、CD40L、CD40 等分子及 CK（IL、IFN、TNF 等）在 T、B 细胞激活中的作用；

2. 熟悉 免疫应答类型、内外源性抗原呈递过程，TI-Ag 免疫应答特点；Th17 细胞的效应；

3. 了解 T 细胞活化信号、转导途径、信号涉及的靶基因，免疫应答的物质基础及场所，记忆 T 细胞的形成，T 活化后诱导的细胞凋亡；

B 细胞在生发中心的分化成熟，B 细胞对 TI-Ag 的免疫应答。

【内容提要】

一、概述

（一）免疫应答的概念、类型

1. 概念 抗原特异性免疫细胞（T、B）识别抗原后，活化、增殖、分化并产生效应产物（抗体、致敏 T 细胞）与抗原作用，清除抗原（或失去活性能力，即免疫耐受）的过程，称免疫应答。

2. 类型 固有性（非特异性）免疫应答和适应性（特异性）免疫应答。特异性免疫应答的后果，见图 11-1。

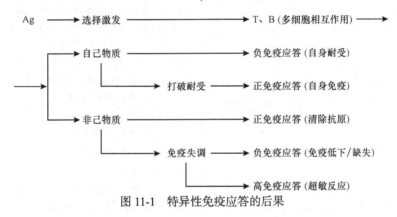

图 11-1 特异性免疫应答的后果

（二）免疫应答的时相

1. 非特异性免疫应答的三个时相

（1）即刻非特异性免疫应答阶段为感染后 0～4 小时之内，组织屏障/固有免疫细胞/固有免疫效应分子发挥作用。

（2）早期非特异性免疫应答阶段为感染后 4～96 小时之内，活化的吞噬细胞分泌 CK，产生炎症，MΦ、NK、TCRγδT、B-1、NKT 发挥作用。

（3）感染后 96 小时之后，活化的 MΦ、DC 发挥 APC 作用，携带抗原至周围淋巴组织（Ir 的场所），诱导特异性免疫应答。

2. 特异性免疫应答的三个基本阶段

（1）抗原识别阶段：APC 加工处理提呈抗原 T、B 细胞对抗原识别。

（2）活化、增殖、分化阶段：识别抗原后的

T、B 细胞活化、增殖、分化（各种免疫细胞相互作用，是最复杂的阶段）。

（3）效应阶段：分化成效应细胞的 T、B 产生效应产物与相应抗原作用，清除抗原。

二、适应性免疫：T 淋巴细胞对抗原的识别及免疫应答

（一）抗原的提呈和识别

1. APC 加工提呈抗原的过程

（1）外源性抗原的提呈：树突状细胞、巨噬细胞、B 细胞等专职 APC 通过吞噬，胞饮及受体介导的胞吞作用等方式将抗原摄入胞内，形成吞噬体。溶酶体与吞噬体结合，形成次级溶酶体，其中的蛋白酶降解、消化抗原肽，提炼出 T 细胞决定簇（载体决定簇），与胞内合成的 MHC II 类

分子形成抗原肽：MHCⅡ类分子复合物。抗原肽：MHCⅡ类分子复合物通过内质网、高尔基体运送至APC表面，供T细胞的TCR识别（双识别）。

（2）内源性抗原的提呈：靶细胞（病原感染细胞、肿瘤细胞）胞质内的内源性抗原（病原蛋白、肿瘤抗原）在胞内蛋白酶体中降解，通过TAP（抗原加工转运体）转运降解后的抗原肽（载体决定簇）至内质网（ER）中，与新组装的MHCⅠ分子形成抗原肽：MHCⅠ分子复合物，并运至高尔基体，再转运至胞膜表面，供T细胞的TCR识别。

2. T细胞对抗原的识别

（1）T细胞的双信号识别：①T细胞活化的第一信号：TCR识别MHC-肽产生第一信号，由CD3分子（含ITAM）转导。辅助受体CD4或CD8分别与MHCⅡ类分子或MHCⅠ类分子结合，参与第一信号的产生。②T细胞活化的第二信号：主要由共刺激分子CD28/B7相互作用提供，其主要作用是促进IL-2基因转录和稳定IL-2 mRNA，从而促进IL-2合成。接受了第一信号的T细胞如未接受第二信号，将变成失能（anergy）。

（2）细胞因子的作用：IL-1、IL-2、IL-4、IL-6、IL-12等多种细胞因子在T细胞激活中发挥重要作用。其中IL-1、IL-2对T细胞增殖至关重要。

（二）T细胞的活化过程

1. T细胞活化的信号转导途径

（1）MHC-肽与TCR结合：使TCR有关的CD3、CD4或CD8等分子交联，偶联于其胞内尾段的蛋白质酪氨酸激酶（PTK）（lck.fyn）聚集而激活。lck.fyn使CD3分子中的ITAM发生磷酸化，磷酸化的ITAM可以结合胞质中的PTK（ZAP-70）而使之被募集。ZAP-70受lck催化发生磷酸化后被激活。

（2）ZAP-70活化产生2条通路：①PLC-γ活化，导致PIP2水解，产生IP3和DAG。IP3致钙调磷酸酶活化，使活化T细胞核因子（NFAT）脱磷酸，转位到细胞核内。二酰甘油（DAG）激活蛋白激酶C（PKC），后者又使NF-κB激活，也转位到核内。②促分裂原活化的蛋白（MAP）激酶活化：活化的ZAP-70经Ras活化促分裂原活化的蛋白激酶（MAPK）级联反应，导致MAP激酶活化，活化转录因子激活蛋白（AP）-1，AP-1进入核内。

2. T细胞活化信号涉及的靶基因 转录因子（NFAT、NF-κB、AP-1）转入核内，与T细胞效应分子编码基因调控部位结合，增强启动子的活性，促使基因转录。其中包括细胞原癌基因、细胞因子及其受体基因、黏附分子基因和MHC基因。IL-2对于T细胞的活化是必需的。

3. 抗原特异性T细胞克隆性增殖和分化

（1）增殖：IL-2与IL-2R结合是促进T细胞增殖的重要因素。

（2）分化：①CD4$^+$T细胞的分化：Th0在IL-12和IFN-γ作用下分化为Th1细胞；在IL-4作用下分化为Th2细胞；TGF-β和IL-2可诱导Th0向Treg分化；IL-1β、IL-23和IL-6可诱导Th0向Th17分化。②CD8$^+$T细胞的分化：在Th1细胞辅助下（或以非Th1细胞依赖方式），初始CD8$^+$T细胞分化成CTL（Tc）。

（三）效应性T细胞的应答效应

1. Th细胞的效应

（1）Th1细胞的生物学活性：①通过分泌细胞因子和表达CD40L诱生、募集和激活MΦ，消灭胞内寄生菌；诱导MΦ高表达B7和MHCⅡ类分子，促进抗原的加工和提呈。②促进CTL活化增殖。也促进Th细胞和NK细胞的活化增殖，辅助B细胞产生调理性抗体。③活化巨噬细胞，促进杀伤病原体。

效应Th1分泌CK，导致了以淋巴细胞、MΦ浸润为主的渗出性炎症，活化MΦ吞噬消化能力增强（作用无特异性，可致周围正常组织损伤，诱发Ⅳ型超敏反应）。

（2）Th2细胞的生物学活性：①为B细胞活化提供第二信号（CD40L/CD40），同时分泌多种细胞因子，辅助体液免疫应答，促进B细胞活化、增殖和分化为浆细胞，产生抗体。②参与Ⅰ型超敏反应和抗寄生虫免疫。

（3）Th17细胞的生物学活性：分泌IL-17、IL-21、IL-22等，刺激上皮细胞、内皮细胞、成纤维细胞和巨噬细胞分泌多种细胞因子等，促进固有免疫，参与炎症反应、感染性疾病和自身免疫病的发生。因此，Th17的主要生物学功能是通过诱导中性粒细胞为主的炎症反应，吞噬和杀伤细菌和真菌等病原，以及维持消化道等上皮免疫屏障的完整性，在固有免疫中发挥重要作用。

（4）Treg细胞的生物学活性：Treg主要通过分泌IL-35、IL-10和TGF-β等发挥免疫负调节作用。

2. CTL细胞的效应 杀伤病毒感染细胞和肿瘤细胞。效应机制为：

（1）穿孔素/颗粒酶途径：效应CTL分泌穿孔

素（perforin）和颗粒酶（granzyme），穿孔素在靶细胞膜上形成孔道，使细胞裂解；颗粒酶通过孔道进入细胞，激活凋亡相关酶系统介导靶细胞凋亡。

（2）Fas/FasL途径：效应CTL表达FasL；分泌TNF-α、TNF-β，激活caspase信号转导途径，诱导靶细胞凋亡。

3. 记忆T细胞（Tm）的形成 T细胞增殖后一部分分化成记忆细胞，其表型为CD45RA⁻CD45RO⁺，有较长的寿命。Tm细胞对特异性抗原有记忆能力，再次遇到抗原后能迅速活化、增殖、分化为效应细胞，产生更迅速、更强、更有效的应答。

三、适应性免疫：B淋巴细胞对抗原的识别及免疫应答

（一）B细胞对TD-Ag的免疫应答

1. 抗原的提呈和识别

（1）APC加工提呈抗原的过程见第二节。

（2）B细胞对TD抗原的特异性识别。

BCR对抗原的识别与TCR不同：可识别蛋白抗原也能识别其他抗原；识别位于抗原分子表面的构象决定基；抗原无需加工处理无MHC限制。BCR识别抗原后发挥二个与激活B细胞有关的作用：产生B细胞活化的第一信号；介导抗原的内化，通过加工与提呈供Th细胞识别。

2. 免疫细胞的活化、增殖、分化阶段

（1）Th细胞在B细胞免疫应答中的作用：Th细胞在B细胞免疫应答中主要为B细胞活化提供关键的第二信号以及分泌B细胞活化、增殖、分化所必需的各种细胞因子（如下所述）。

（2）B细胞的激活、增殖和终末分化

1）B细胞活化的第一信号：①BCR识别抗原，产生第一活化信号，经Igα/Igβ传入。BCR交联介导的信号转导途径：基本与TCR介导的信号转导途径相同。②B细胞活化中共受体的作用：B细胞活化辅助受体由CD19、CD21和CD81

组成。结合于抗原的C3d与CD21结合，信号由CD19传入胞内，增强BCR复合物传入的信号，降低B细胞的活化阈值。

2）B细胞活化的第二信号：由CD40/CD40L（活化Th细胞提供）等黏附分子对所提供B细胞通过BCR摄取抗原后作为APC活化特异性Th细胞，活化的Th细胞则通过CD40L为B细胞活化提供第二信号，Th细胞分泌的IL-4等细胞因子则在B细胞的活化、增殖和分化过程中发挥重要作用。抗原特异性B细胞和Th细胞在外周淋巴器官的T细胞区相互作用，B细胞在Th辅助下活化后进入B细胞区（淋巴小结），通过分裂增殖形成生发中心，在这里完成分化形成浆细胞和记忆B细胞。

3. B细胞在生发中心的分化成熟 在T细胞区活化的部分B细胞进入初级淋巴滤泡小结增殖，形成生发中心。中心母细胞位于暗区，中心细胞位于明区。明区中有滤泡树突状细胞（FDC），通过CD21携带抗原-抗体-补体复合物供B细胞识别。生发中心分裂增殖形成的B细胞，经过体细胞高频突变和Ig亲和力成熟等机制后绝大多数凋亡，小部分最终分化为浆细胞和记忆B细胞。

（二）B细胞对TI抗原的免疫应答

对TI抗原的应答一般无须T细胞辅助。（与TD抗原区别见表11-1）

1. 对TI-1抗原的应答 TI-1抗原（B细胞丝裂原）如LPS，在高浓度时通过丝裂原受体多克隆刺激B细胞产生应答，低浓度时通过BCR和丝裂原受体共同作用刺激特异性B细胞应答；TI-1抗原单独一般不诱导Ig类别转换、抗体亲和力成熟及记忆B细胞形成。

2. 对TI-2抗原的应答 TI-2抗原为细菌胞壁与荚膜多糖，含有高度重复抗原表位，通过适度交联mIg而激活成熟B细胞产生IgM抗体，迅速消灭有荚膜化脓菌。

表11-1 TD抗原和TI抗原的异同

	TD抗原	TI-1抗原	TI-2抗原
诱导婴幼儿抗体应答	+	+	−
刺激无胸腺小鼠产生抗体	−	+	+
无T细胞条件下的抗体应答	−	+	+
T细胞辅助	+	−	−
多克隆B细胞激活	−	+	−
对重复序列的需要	−	−	+
举例	白喉毒素PPD、病毒血凝素	细菌多糖、多聚蛋白LPS	肺炎球菌荚膜多糖、沙门菌多聚鞭毛

注：PPD，纯蛋白衍生物

（三）体液免疫应答的一般规律

1. 初次应答 初次接触抗原产生的应答。特点为潜伏期长，抗体水平低，亲和力低，抗体升高所需时间长，抗体主要为IgM。

2. 再次应答（回忆应答） 再次接触相同抗原产生的应答。特点为抗原阈值低，潜伏期短，抗体水平升高快，持续时间长，亲和力高，主要产生IgG类抗体。初次应答和再次应答的区别见表11-2。

表11-2 初次应答和再次应答的区别

特性	初次应答	再次应答
抗原提呈	非B细胞	B细胞
抗原浓度	高	低
抗体产生潜伏期	5~10天	2~5天
高峰浓度	较低	较高
维持时间	短	长
Ig类别	主要为IgM	IgG、IgA
亲和力	低	高
无关抗体	多	少

【双 语 词 汇】

immune response　免疫应答
innate immune response　固有免疫应答
adaptive immune response　适应性免疫应答
humoral immunity　体液免疫
cellular immunity　细胞免疫
co-receptor　共受体
costimulatory molecule　共刺激分子
costimulatory signal　共刺激信号
anergy　失能
perforin　穿孔素
granzyme　颗粒酶
apoptosis　细胞凋亡
plasma cell，PC　浆细胞
primary immune response　初次免疫应答
secondary immune response　再次免疫应答

【习题与测试】

一、判断题（正确填"T"，错误填"F"。）

1. 适应性免疫中抗胞内菌感染以细胞免疫为主，抗胞外菌感染以体液免疫为主。（　　）
2. 细胞免疫效应作用的两种基本形式是Th1介导的细胞毒作用，Th2介导的迟发型超敏反应。（　　）
3. CTL细胞的特异性杀伤机制是向靶细胞释放穿孔素和颗粒酶，并在CTL细胞表面表达CD40L。（　　）
4. 在抗体产生的一般规律中初次免疫应答的潜伏期长，效价高，持续时间短，抗体以IgM为主。（　　）
5. 活化T细胞表达FasL，可诱导AICD和靶细胞凋亡。（　　）
6. 活化T细胞表达CD40L，为B细胞活化提供第二信号。（　　）
7. 在体液免疫应答中，B细胞既可作为介导细胞，又可作为APC。（　　）
8. 特异性细胞免疫是指T细胞产生的免疫效应，包括Tc细胞的直接杀伤和Th1细胞释放淋巴因子发挥的免疫作用。（　　）
9. 特异性免疫应答中，MΦ与Th细胞相互作用受MHC I类分子限制，Tc与靶细胞相互作用受MHC II类分子限制。（　　）
10. TD-Ag需要有APC细胞、T细胞和B细胞的协作才能刺激机体产生抗体。（　　）

二、单项选择题

（一）A1型题

1. 为初始$CD4^+$T细胞活化提供第二信号最重要的一对膜分子是
A. CD40和CD40L
B. CD28和B7分子
C. CD4和MHC II类分子
D. CD152和B7分子
E. TCR和MHC I类分子

2. 具有特异性杀伤功能的细胞是
A. 细胞毒性T细胞　　B. 中性粒细胞
C. 吞噬细胞　　　　　D. NK细胞
E. NKT细胞

3. 在免疫应答过程中能产生免疫记忆的细胞有
A. T细胞和NK细胞
B. 树突状细胞和中性粒细胞
C. NK细胞和树突状细胞
D. 巨噬细胞
E. T细胞和B细胞

4. 参与体液免疫的免疫效应物质主要是
A. Ig　　　　　　　B. 效应性T细胞
C. 溶菌酶　　　　　D. 淋巴因子
E. 补体

5. B 细胞活化的第一信号
A. 经 CD3 传入细胞内
B. 经 B7 分子传入细胞内
C. 经 CD40 传入细胞内
D. 经 Igα/Igβ 传入细胞内
E. 经 CD28 传入细胞内

6. 适应性免疫应答具有以下哪个特点
A. 非特异性
B. 个体出生时即具备
C. 特异性
D. 不涉及免疫细胞增殖分化
E. 不产生免疫记忆

7. 在细胞免疫中,借自分泌和旁分泌作用促进 T 细胞增殖的细胞因子是
A. IL-2　　　　B. TNF-α　　　C. TGF-β
D. IFN-α　　　E. IL-17

8. 在下列细胞中,借助抗原识别受体捕获抗原的细胞是
A. 吞噬细胞　　　　　　B. 并指状细胞
C. B 细胞　　　　　　　D. 朗格汉斯细胞
E. DC

9. 再次体液免疫应答时,不具备下列哪个特点
A. 应答速度慢
B. 应答速度快
C. 产生以 IgG 为主的抗体
D. 抗体的亲和力高
E. 无关抗体少

10. 再次应答中抗体的产生具有以下哪个特点
A. 潜伏期长　　　　　　B. 维持时间短
C. 以 IgM 为主　　　　　D. 抗体半衰期短
E. 抗体效价高

11. 特异性免疫是
A. 先天具有的
B. 无针对性
C. 在种系发育过程中获得的
D. 可由预防接种获得
E. 不能形成免疫记忆

12. Th 细胞识别的抗原形式为
A. 游离抗原
B. 抗原肽-MHC I 类分子
C. 抗原肽-MHC II 类分子
D. 抗原-抗体复合物
E. 半抗原

13. B 细胞活化的第二信号是通过下列哪项得到
A. TCR 与抗原肽-MHC 复合物结合
B. CD40 与 CD40L 结合
C. BCR 与抗原结合

D. CD28 与 B7 结合
E. CD79

14. TCR 识别抗原的信号胞内转导是通过
A. CD79　　　　B. CD8　　　　C. CD4
D. CD3　　　　E. CD28

15. B 淋巴细胞识别抗原的受体是
A. SRBC 受体　　B. FC 受体　　C. C3B 受体
D. mIg　　　　　E. CD21

16. Th1 细胞在炎症反应中最重要的作用是
A. 活化 NK 细胞　　　　B. 活化中性粒细胞
C. 活化嗜酸性粒细胞　　D. 活化肥大细胞
E. 活化 MΦ 细胞

17. 为 T 细胞活化提供第二信号的协同刺激分子是
A. CD79　　　　B. CD4　　　　C. CD40L
D. IL-2　　　　E. CD28

18. 下列过程中,体现 MHC 的限制性的是
A. 巨噬细胞吞噬细菌
B. ADCC 作用
C. B 细胞识别外来抗原
D. Tc 细胞杀伤靶细胞
E. NK 细胞杀伤靶细胞

19. 关于 Tc 细胞杀伤靶细胞,下列哪项叙述是错误的
A. 杀伤靶细胞具有抗原特异性
B. 靶细胞被溶解时,Tc 细胞完好无损
C. 一个 Tc 细胞只能杀伤一个靶细胞
D. 杀伤靶细胞与 Tc 细胞分泌多种细胞毒素有关
E. Tc 可通过 FasL 诱导靶细胞凋亡

20. 特异性免疫的特点错误的是
A. 后天受抗原刺激产生
B. 有很强的针对性
C. 作用广泛
D. 作用效果强
E. 可产生免疫记忆

21. 细胞间相互作用不受 MHC 限制的是
A. TC-靶细胞　　　　　B. MΦ-Th
C. NK 细胞-靶细胞　　　D. Th-B 细胞
E. Th-DC

22. 初次免疫应答的特点是
A. 产生抗体以 IgG 为主
B. 产生抗体以 IgM 为主
C. 潜伏期短
D. 抗体滴度高
E. 反应迅速

23. CD4$^+$ T 细胞识别的抗原决定簇是
A. 构象决定簇

B. 抗原肽-MHC Ⅰ 复合物

C. 游离抗原表面的决定簇

D. 抗原肽-MHC Ⅱ 复合物

E. 半抗原表位

24. 下列免疫分子的相互识别中，正确的是

A. CD8-MHC Ⅱ类分子　B. CD28-B7

C. CD40-FasL　　　　D. CD2-CD3

E. 以上都是

25. 下列哪项不是 CTL 杀伤靶细胞的机制

A. 释放穿孔素　　　　　B. ADCC

C. 释放颗粒酶　　　　　D. FasL 介导凋亡

E. TNF-α-TNF-αR

26. 在 TCR-CD3 复合物中 CD3 的作用是

A. 特异性识别抗原　　B. 转导 T 细胞的抗原信号

C. 产生协同刺激信号　D. 增强 TCR 的表达

E. 传递抑制信号

27. Tc 细胞杀伤靶细胞的作用特点是

A. 无抗原特异性

B. 受 MHC Ⅱ类分子限制

C. 可通过 ADCC 作用杀伤靶细胞

D. 可通过释放细胞毒性物质杀伤靶细胞

E. 无须双信号

28. TI-Ag 引起的免疫应答的特点是

A. 需要 T 细胞的辅助　B. 可发生再次应答

C. 可产生免疫记忆　　D. 可引起细胞免疫

E. 只引起体液免疫

29. 下列有关抗体产生规律不正确的是

A. 初次应答潜伏期长，再次应答潜伏期短

B. 初次应答首先产生的是 IgM，再次应答首先产生的是 IgG

C. 初次应答产生抗体亲和力低，再次应答产生抗体亲和力高

D. 初次应答产生抗体维持时间短，再次应答产生抗体维持时间长

E. 初次应答抗体滴度低，再次应答抗体滴度高

30. Tc 细胞活化所需的双信号之一是

A. TCR 与 MHC Ⅰ类分子-抗原肽的复合物结合

B. TCR 与 MHC Ⅱ类分子-抗原肽的复合物结合

C. TCR 与 MHC Ⅲ类分子-抗原肽的复合物结合

D. CD40 和 CD40L 分子结合

E. CD2 和 CD79 结合

31. 关于 T 细胞和 B 细胞介导的免疫应答，下列哪项是错误的

A. 对 TD-Ag 的应答都产生记忆细胞

B. 均产生效应产物

C. 效应产物的作用都是特异的

D. 所识别的抗原均需 APC 处理和提呈

E. 均需细胞因子参与

32. B 细胞不具备的功能是

A. 分化为浆细胞，产生抗体

B. 提呈抗原，启动免疫应答

C. 分泌细胞因子，参与免疫调节

D. 分泌穿孔素，溶解靶细胞

E. 直接识别抗原，无需 MHC 分子辅助

33. 可分泌穿孔素、颗粒酶的细胞是

A. CTL 和浆细胞

B. CTL 和巨噬细胞

C. 浆细胞和巨噬细胞

D. 中性粒细胞和嗜酸性粒细胞

E. CTL 和 NK 细胞

34. 关于 Th 细胞的活化，下列哪项是错误的

A. Th 细胞活化需要双信号

B. 缺乏第二活化信号的 T 细胞可导致失能

C. 给予第二活化信号可人为增强免疫应答

D. Th 细胞的活化不需要细胞因子的参与

E. CD4 分子参与 Th 细胞活化

35. 介导特异性细胞免疫应答的细胞是

A. Th1 和 Tc　　　　　B. Th2 和 Tc

C. Th1 和 MΦ　　　　D. Th2 和 NK

E. NK 和 MΦ

36. 下列有关体液免疫应答的叙述中不正确的是

A. 由 B 淋巴细胞介导

B. 其效应主要针对胞内寄生病原体

C. 借助抗体清除细胞外病原体

D. 与某些型别超敏反应的发生有关

E. 对 TD 抗原应答需要 T 细胞辅助

37. CTL 细胞与靶细胞相互作用，下列叙述正确的是

A. 受 MHC Ⅰ类分子限制

B. 受 MHC Ⅱ类分子限制

C. 受 MHC Ⅲ类分子限制

D. 受 MHC Ⅳ类分子限制

E. 不受任何 MHC 分子限制

38. 既是抗原提呈细胞，又是抗原特异性淋巴细胞的是

A. T 细胞　　　　　　B. 中性粒细胞

C. 巨噬细胞　　　　D. DC　　　　E. B 细胞

39. 参与细胞免疫的免疫效应物质主要是

A. Ig　　　　　　　　B. 效应性 T 细胞

C. 溶菌酶　　　　　D. CD 分子　　E. 补体

40. 适应性免疫应答不具备以下哪个特点

A. 排异性　　　　　B. 放大性　　　C. 特异性

D. 先天性　　　　　E. 记忆性

41. 在体液免疫中，诱导 B 细胞增殖的细胞因子是

A. IL-17　　　　B. TNF-α　　　C. TGF-β

D. IFN-α　　　　E. IL-4

42. B 细胞活化的第一信号为

A. 经 Igα/Igβ 链传入的活化信号

B. 经 CD3 传入的活化信号

C. 经 CD28 传入的活化信号

D. 经 CD40 传入的活化信号

E. 经 CD80 传入的活化信号

43. 含有 ITAM 结构的分子是

A. Igα/Igβ　　　B. CD80　　　C. TCR

D. CTLA-4　　　E. CD4

（二）A2 型题

1. 患者，女性，12 岁。一周来食欲不振，懒动。查血：ALT 120U/L，血清总胆红素 20μmol/L，抗-HAVIgG（+），HBsAg（+），HBeAg（+），抗-HBcIgM（+）。诊断为急性乙型肝炎。急性乙肝为乙肝病毒胞内感染，机体清除病毒主要依靠

A. 体液免疫

B. Th1 介导的细胞免疫

C. Tc 介导的细胞免疫

D. Th2 介导的细胞免疫

E. NK 细胞及巨噬细胞介导的固有免疫

2. 患儿，男性，2 岁，因"低热，咳嗽，盗汗 15 天"入院，辅助检查结核菌素试验阳性，X 线胸片见左肺下页有"哑铃状阴影"，痰查结核菌性，诊断为"小儿原发性结核病"。该病例中，结核菌素试验属于哪种免疫反应

A. 补体介导的溶细胞效应

B. Tc 介导的细胞免疫

C. ADCC

D. 体液免疫

E. Th1 介导的炎症反应

3. 患者，男性，30 岁，三周前不慎将右足拇指趾甲压伤，趾甲未脱落，未经医生处理，自行包扎。5 天来自觉口齿不利，下肢无力，行走困难。查体：被动姿态、苦笑面容、口角稍下垂、牙关噤、张口困难、怕光、厌声响。右下肢肌肉间断性抽搐、右足拇指趾甲剥离、趾甲下无血迹、无分泌物。初步诊断为破伤风，皮试阴性后紧急行青霉素、甲硝唑、破伤风抗毒素等治疗，两天后好转，两周后治愈出院。本案例中，破伤风抗毒素治疗属于

A. 体液免疫的调理吞噬

B. 体液免疫的中和反应

C. 体液免疫的 ADCC

D. 细胞免疫的中和反应

E. 补体介导的中和反应

4. 患者，女性，28 岁，因其丈夫是乙肝病毒携带者，故去疾控中心行乙肝疫苗注射，0-1-6 三针接种法完毕后做乙肝两对半检查，仅抗 HBS（+）。问：该抗体阳性预示该患者对乙肝病毒感染具有了免疫力，那么，疫苗接种预防疾病的准确机制是

A. 疫苗注射刺激适应性免疫应答

B. 疫苗注射增强免疫力

C. 疫苗注射刺激 T 细胞产生细胞因子

D. 疫苗注射刺激 B 细胞产生抗体

E. 疫苗注射模拟初次应答刺激免疫记忆细胞产生

（三）B 型题

（1～3 题共用备选答案）

A. CD4　　　　B. CD8　　　　C. CD28

D. CD40　　　　E. CD79

1. 和 T 细胞活化第二信号有关的分子是

2. 和 B 细胞活化第二信号有关的分子是

3. 和 B 细胞活化第一信号有关的分子是

（4～5 题共用备选答案）

A. 体液免疫　　　B. 细胞免疫　　C. 固有免疫

D. 适应性免疫　　E. 黏膜免疫

4. 抗蛇毒血清救治毒蛇咬伤患者，此免疫反应属于

5. 口服"小儿麻痹糖丸"预防脊髓灰质炎，其免疫机制属于

三、多项选择题

1. 免疫应答的基本阶段包括

A. 即刻反应阶段　　B. 抗原识别阶段

C. 炎症阶段　　　　D. 活化、增殖分化阶段

E. 效应阶段

2. 关于抗原提呈，以下说法正确的是

A. 外源性抗原一般由 MHC Ⅰ类分子提呈

B. 内源性抗原一般由 MHC Ⅰ类分子提呈

C. 外源性抗原一般由 MHC Ⅱ类分子提呈

D. 内源性抗原一般由 MHC Ⅱ类分子提呈

E. 外源性抗原一般由 MHC Ⅲ类分子提呈

3. 下列那些现象属于特异性免疫

A. 细胞免疫　　　　B. 屏障作用

C. 溶菌酶溶菌　　　D. 补体直接溶解细胞

E. 体液免疫

4. 免疫应答发生的场所是

A. 胸腺　　　　B. 淋巴结　　　C. 骨髓

D. 血液　　　　E. 脾

5. 在免疫应答过程中能产生免疫记忆的细胞有
A. T 细胞   B. NK 细胞
C. 树突状细胞   D. 中性粒细胞
E. B 细胞

6. 下列哪些细胞间作用受 MHC Ⅱ类抗原限制
A. APC 与 Th 细胞
B. 巨噬细胞通过 ADCC 杀伤靶细胞
C. Th 细胞与 B 细胞
D. Tc 细胞与靶细胞
E. NK 细胞与肿瘤细胞

7. 可表达 MHC Ⅱ类抗原的细胞是
A. B 细胞   B. 树突状细胞
C. 巨噬细胞   D. 活化 Th 细胞
E. 血管内皮细胞

8. 参与细胞免疫效应的细胞是
A. Th1 细胞   B. 巨噬细胞
C. 中性粒细胞   D. Tc 细胞
E. Th2 细胞

9. 抗原进入机体后，机体针对该 Ag 可能产生下列情况
A. 产生特异性 Ab   B. 产生特异性 Tc
C. 产生特异性无应答   D. 血清补体含量增高
E. B 细胞表面 MHC Ⅱ类分子表达增高

10. 在 T 细胞介导的免疫应答效应阶段中发挥免疫效应的细胞有
A. DTH T 细胞   B. 巨噬细胞
C. Tc 细胞   D. 浆细胞
E. NK 细胞

11. 淋巴细胞与相应抗原再次接触后发挥细胞免疫效应的是
A. Th 细胞   B. Tc 细胞
C. NK 细胞   D. DTH T 细胞
E. 巨噬细胞

12. 参与 B 细胞介导的体液免疫应答的淋巴因子有
A. IL-4   B. LI-5   C. IL-2
D. IL-1   E. IL-3

13. 再次应答具有下列特点
A. 潜伏期较短   B. 维持时间短
C. 抗体效价高   D. 抗体种类以 IgM 为主
E. 抗体种类以 IgG 为主

14. BCR 的多样性或抗体的多样性的机制是
A. 胚系中有多种 V、D、J 基因片段
B. V-D-J 组合的多样性
C. 体细胞突变
D. N 区的插入
E. L 链、H 链相互随机配对

15. Tc 细胞杀伤靶细胞的机制是
A. ADCC 作用
B. 补体依赖性细胞毒作用
C. 释放穿孔素
D. 分泌颗粒酶
E. 分泌溶菌酶

16. 下列哪些属于特异性细胞免疫
A. 迟发型超敏反应   B. 抗肿瘤免疫
C. 抗胞内寄生菌   D. 免疫复合物病
E. 中性粒细胞吞噬病原体

17. 细胞免疫的特点是
A. 由 T 细胞介导   B. 发挥作用慢
C. 全身作用为主   D. 排斥细胞性抗原明显
E. 无可溶性淋巴因子参与

18. 细胞免疫应答中下列哪些能直接杀伤靶细胞
A. Tc 细胞   B. Th2 细胞   C.巨噬细胞
D. 淋巴毒素   E. 穿孔素

19. Tc 细胞活化所需的双信号的来源是
A. MHC Ⅰ类分子与抗原肽结合的复合物
B. MHC Ⅱ类分子与抗原肽结合的复合物
C. MHC Ⅲ分子类与抗原肽结合的复合物
D. CD28 与 B7 分子
E. SIg

20. 参与细胞免疫应答的重要细胞
A. T 细胞   B. B 细胞   C. 巨噬细胞
D. 肥大细胞   E. 中性粒细胞

21. T 细胞释放的淋巴因子有
A. MIF   B. IL-2   C. TNF-β
D. IL-1   E. IL-4

22. T 细胞上与细胞识别活化有关的 CD 分子是
A. CD2   B. CD3   C. CD4
D. CD8   E. CD28

23. 对 TD-Ag 的免疫应答过程包括
A. APC 对抗原的摄取，处理和提呈
B. T 细胞和 B 细胞对抗原的特异性识别
C. T 细胞在胸腺内的分化与成熟
D. T 细胞和 B 细胞的活化，增殖与分化
E. 效应细胞和效应分子的产生与作用

24. 细胞免疫的特点是
A. 引起细胞免疫的抗原为 TI-Ag
B. 需二次抗原刺激才能产生效应
C. 能经淋巴细胞被动转移
D. 抗感染作用主要针对胞内寄生菌和病毒等微生物
E. 其产生的效应分子作用均是特异性的

25. APC 刺激 Th 细胞活化的信号是
A. 协同刺激分子与 T 细胞上协同刺激分子受体

结合

B. IL-2

C. MHCⅡ类抗原与外源性抗原复合物

D. MHCⅠ类抗原与内源性抗原复合物

E. TNF

26. 受抗原刺激后发生免疫应答的部位是

A. 骨髓　　　　B. 淋巴结　　C. 胸腺

D. 腔上囊　　　E. 脾脏

27. 活化 T 细胞可有下列哪些表现

A. 表达 CD25　　B. 表达 CD40L

C. 表达 CTLA4　　D. 细胞极化

E. 表达 FasL

28. Th1 介导的细胞免疫效应表现有

A. 激活巨噬细胞

B. 诱生并募集巨噬细胞

C. 分泌 IL-2，促进自身及 CTL 等细胞增殖，从而放大免疫效应

D. 也能辅助 B 细胞产生具有强调理作用的抗体

E. 也能产生淋巴毒素和 TNF-A，活化中性粒细胞

29. 活化 T 细胞的转归

A. 可转化为效应细胞

B. 可转化为记忆细胞

C. 发生活化诱导的细胞凋亡

D. 可发生免疫耐受

E. 在免疫应答的晚期，大量抗原被清除后，可发生被动死亡

30. B 细胞在生发中心的分化成熟所发生的事件

A. 克隆增殖　　　B. 体细胞高频突变

C. Ig 亲和力成熟　D. 抗原受体编辑

E. 抗体类别转换

【参　考　答　案】

一、判断题

1. T	2. F	3. F	4. F	5. T
6. T	7. T	8. T	9. F	10. T

二、单项选择题

（一）A1 型题

1. B	2. A	3. E	4. A	5. D
6. C	7. A	8. C	9. A	10. E
11. D	12. C	13. B	14. D	15. D
16. E	17. E	18. D	19. C	20. C
21. C	22. B	23. D	24. B	25. B
26. B	27. D	28. E	29. B	30. A
31. D	32. D	33. D	34. D	35. A
36. B	37. A	38. E	39. B	40. D
41. E	42. A	43. A		

（二）A2 型题

1. C	2. E	3. B	4. E

（三）B 型题

1. C	2. D	3. E	4. A	5. E

三、多项选择题

1. BDE	2. BC	3. AE	4. BE
5. AE	6. AC	7. ABCDE	8. ABD
9. ABC	10. ABC	11. BDE	12. ABCD
13. ACE	14. ABCDE	15. CD	16. ABC
17. ABD	18. ACDE	19. AD	20. AC
21. ABCE	22. ABCDE	23. ABDE	24. BCD
25. AC	26. BE	27. ABCDE	
28. ABCDE	29. ABCDE	30. ABCDE	

（吴貔东）

第十二章 免疫调节

【学习要求】

1. **掌握** 免疫调节的概念；
2. **熟悉** 细胞水平，独特性网络的免疫调节；
3. **了解** 分子水平、整体和群体水平的免疫调节。

【内容提要】

一、基本概念

免疫调节指的是免疫应答过程中，各种免疫细胞与免疫分子相互促进，彼此制约，形成正负反馈作用的网络结构，并在遗传因素（MHC 及其产物）的控制下，神经、内分泌参与，在分子、细胞、整体及群体等不同水平共同完成免疫系统对抗原的识别和应答，以维持机体的内环境稳定状态的复杂的免疫生物学过程。

二、免疫调节的不同层次

（一）分子水平的免疫调节

1. MHC 分子对 T 细胞的调节作用 MHC 分子控制 T 细胞的发育。骨髓来源的 T 淋巴细胞前体进入胸腺后，在胸腺中经历阳性选择和阴性选择。在阳性选择的过程中，不能识别和结合自身 MHC I、II 类分子的 T 细胞克隆被清除，获得 MHC 限制性识别抗原的能力的 T 细胞继续成熟发育。在阴性选择的过程中，能识别 MHC 分子-自身抗原肽的 T 细胞（自身反应性 T 细胞）克隆被清除，从而保证免疫系统对自身抗原产生中枢耐受。MHC 分子限制 T 细胞对抗原的识别，如，只有当 Th 细胞与 APC 的 MHC 基因型一致时，Th 细胞才能被激活。MHC 分子限制 CTL 对靶细胞的杀伤，CTL 仅杀伤与 MHC 分子基因型相同的靶细胞。

2. 抗原分子的免疫调节作用 不同化学性质的抗原所诱导的免疫应答类型不同。蛋白质抗原既可激发体液免疫又可激发细胞免疫，能刺激抗体的类别转换及亲和力成熟的发生并诱导产生记忆细胞；多糖及脂类抗原一般不能诱导 MHC 限制性的 T 细胞应答，刺激产生的抗体多为 IgM，诱导体液免疫应答时不依赖于 T 细胞的辅助。

不同抗原剂量和接种途径可改变免疫应答的性质和强度，小剂量或大剂量抗原易引起特异性 T 细胞耐受，唯有适中剂量的抗原才能有效诱导免疫应答；皮内或皮下接种往往能激发免疫应答，而静脉或口服接种则易诱导免疫耐受。

3. 抗体分子的免疫调节作用 抗体本身具有对特异性免疫应答的负反馈调节作用。在抗原免疫动物前或免疫初期，输入特异性抗体可使该动物产生相同特异性抗体的能力下降。这种负反馈调节可能与抗体可中和相应抗原移去抗原对免疫细胞的刺激、诱生抗独特型抗体有关。

4. 免疫复合物分子的免疫调节作用 低浓度的 IgG 抗体与相应抗原结合形成的小分子免疫复合物对抗体的生成具有抑制作用。免疫复合物中的多价抗原在被 B 细胞表面抗原受体识别结合的同时，复合物上 IgG 的 Fc 片段结合同一 B 细胞表面的 Fc 受体，产生抑制信号，终止 B 细胞增殖分化和产生抗体。

5. 补体分子的免疫调节作用 不同补体组分通过与细胞表面相应补体受体结合而实现其免疫调节作用。例如，滤泡树突状细胞通过表面的 C3b 受体捕获 C3b-抗原-抗体复合物，持续性活化 B 细胞；B 细胞表面的 CD21 分子是 iC3b 的受体，抗原分子和 iC3b 的共价结合物可高效活化 B 细胞。

（二）细胞水平的免疫调节

1. 抗原提呈细胞的免疫调节作用 成熟树突状细胞（DC）、激活的巨噬细胞和 B 细胞均高表达 MHC 分子及协同刺激分子，可有效提呈抗原，启动免疫应答；而未成熟 DC、未激活的巨噬细胞和未受抗原刺激的 B 细胞不能有效表达协同刺激分子，故不能有效激活 T 细胞，反易诱发 T 细胞的耐受。

2. T 细胞的免疫调节作用 正常 $CD4^+T$ 细胞可辅助 B 细胞分化和产生抗体；$CD8^+T$ 细胞则具有细胞杀伤作用；某些 $CD4^+T$ 细胞亦具有杀伤效应。

$CD4^+Th0$ 细胞在 IL-12 和 IL-4 的作用下，可分化为 Th1 或 Th2 细胞，前者主要介导细胞免疫，而后者则主要介导体液免疫。Th1 和 Th2 细胞本身亦可分泌多种不同细胞因子，发挥广泛的生物学功能。Th1 分泌的 IFN-γ 可促进 Th0 向 Th1 分化，而抑制 Th0 细胞向 Th2 细胞的分化；Th2 细胞分泌的 IL-10 可促进 Th0 向 Th2 细胞分化，而抑制 Th0 向 Th1 细胞的分化。因此，Th1 细胞大量扩增并释放细胞因子，可抑制 Th2 细胞及其介导的体液免疫应答；反之，Th2 细胞大量扩增并释放细胞因子，可抑制 Th1 细胞及其介导的细胞免疫应答。

3. NK 细胞的免疫调节作用 NK 细胞可显著抑制 B 细胞分化及抗体产生；某些 NK 细胞株可溶解 LPS 激活的 B 细胞；NK 细胞也可通过释放 IL-2、IFN-γ、TNF-α 和 GM-CSF 等细胞因子增强 T 细胞功能，从而调节机体免疫应答。

（三）整体水平的免疫调节

在体内，免疫系统的功能和效应必然会受其他系统影响，其中最重要的是神经-内分泌系统对免疫系统的调节作用。例如，精神紧张和心理压力可加速、加重疾病进程；内分泌失调可影响和制约疾病的发生发展。

1. 神经-内分泌系统对免疫系统的调节 神经-内分泌系统对免疫系统的调节作用主要通过神经递质、神经肽、内分泌激素、细胞因子及其各自受体的相互作用实现。胸腺、骨髓等中枢免疫器官和脾脏、淋巴结等外周免疫器官均受交感或副交感神经支配，二类自主神经分别抑制和增强免疫细胞的发育、成熟及效应。免疫细胞表面及胞内均表达多种神经递质和激素受体，神经-内分泌系统产生、释放和分泌的神经递质（如肾上腺素、多巴胺、胆碱、5-羟色胺等）以及激素（如胰岛素、生长激素、性激素等）均可作用于这些受体，从而发挥正相或负相免疫调节作用。

2. 免疫系统对神经-内分泌系统的调节 抗原刺激机体免疫系统产生免疫应答的同时，可产生多种生物活性分子（如 IL-1、IL-2、IL-6、TNF-α、IFN-γ 等），它们可作用于神经、内分泌系统，传导相关信息，影响和调节神经、内分泌系统功能。例如：IL-2 可抑制乙酰胆碱的释放；TNF-α 可促进星形胶质细胞表达脑啡肽；IL-1 受体广泛分布于中枢神经系统；许多细胞因子可通过与相应受体结合从而上调或下调激素的合成。

（四）群体水平的免疫调节

不同生物种群对不同抗原的免疫应答各异也取决于其 BCR 或 TCR 抗原受体库基因的多样性和 MHC 等位基因（或单体型）的高度多态性。

（五）独特型网络的免疫调节

独特型指存在于抗体或抗原受体分子中与同一个体中其他抗体或抗原受体不同的决定簇（独特位）的集合。针对独特型的抗体（Ab2）称为抗独特型抗体。抗体的独特位主要分布于 Fab 段的 CDR 区和 FR 区。针对 FR 区独特型的抗独特型抗体称为 α 型（Ab2α），而针对 CDR 区的独特型的抗独特型抗体称为 β 型（Ab2β）。Ab2β 的结构与抗原表位相似，能与抗原竞争性结合 Ab1，故 Ab2β 又被称为抗原的内影像。

1974 年，Jenne 提出了独特型网络学说，他认为，体内 T、B 细胞通过独特型和抗独特型相互识别，形成调节网络。

抗原进入机体后，针对该抗原的淋巴细胞克隆增生，产生大量抗体（Ab1）和含特定独特型抗原受体的淋巴细胞克隆，二者又可作为抗原，诱导抗独特型抗体（Ab2α 和 Ab2β）的产生。作为负反馈因素，Ab2α 可抑制 Ab1 的分泌，并调节抗原特异性淋巴细胞克隆的应答；而 Ab2β 作为抗原内影像，可模拟抗原，增强、放大抗原的免疫效应。

【双语词汇】

immune regulation　免疫调节

【习题与测试】

一、判断题（正确填"T"，错误填"F"。）

1. 抗原在体内耗尽，免疫应答将停止。（　　）
2. 免疫细胞表面不表达神经递质受体和内分泌激素受体。（　　）
3. 独特性网络在免疫调节中起重要作用。（　　）
4. 调节性 T 细胞不需抗原作用即可活化。（　　）
5. 免疫细胞可通过分泌激素或神经肽调节神经-内分泌系统。（　　）
6. IL-6 可促进 Th0 向 Th1 分化。（　　）
7. Th2 分泌 IL-4、IL-5、IL-10、IL-13 参与体液免疫。（　　）
8. 免疫复合物与抗原提呈细胞表面的 FcR 结合，增强抗原提呈细胞的功能。（　　）
9. 补体活化的强度和持续时间严格受独特型网络的调控。（　　）
10. 免疫调节受遗传基因控制。（　　）

二、单项选择题

（一）A1 型题

1. 以下哪一个分子与 BCR 交联后传入抑制性信号

A. TCR　　　B. FcμR　　　C. FcγⅡ-B

D. CD19　　　E. CD21

2. 抑制 Th2 细胞生成的细胞因子是
A. IL-4　　　　B. IL-5　　　　C. IL-6
D. IL-10　　　　　E. IFN-γ
3. 抑制 Th1 细胞生成的细胞因子是
A. IL-1　　　　　B. IL-2　　　　C. IL-7
D. IL-10　　　　　E. IFN-γ
4. 活化 T 细胞表达的抑制性受体是
A. CTLA-4　　　　B. CD94/NKG2A
C. TCR-CD79　　　D. FcεR-Ⅰ
E. IL-2R

（二）B 型题
（1～5 题共用备选答案）
A. CTL 细胞　　　　B. Treg 细胞
C. Th1 细胞　　　　D. Th2 细胞
E. 巨噬细胞
1. 分泌细胞因子，具有抗原提呈作用的是
2. 具有直接杀伤靶细胞作用的是
3. 分泌细胞因子，参与体液免疫应答的是
4. 分泌细胞因子，抑制 T 细胞活化的是
5. 干扰抑制 T 细胞代谢的是
（6～10 题共用备选答案）
A. FcγRⅡ-B　　　　B. CTLA-4
C. BCR　　　　　　D. gp49B1
E. CD94/NKG2A
6. T 细胞抑制性受体是
7. B 细胞抑制性受体是
8. NK 细胞抑制性受体是
9. γδT 细胞抑制性受体是
10. 肥大细胞抑制性受体是

三、多项选择题
1. Jerne 认为构成免疫网络结构的淋巴细胞有
A. ARC（抗原反应细胞）

B. ARC 激活细胞
C. ARC 效应细胞
D. ARC 抑制细胞
E. Id 与 ARC 相同细胞
2. 免疫应答的调节包括
A. 整体水平的免疫调节
B. 细胞水平的免疫调节
C. 分子水平的免疫调节
D. 独特型网络的免疫调节
E. 群体水平的免疫调节
3. 以下，对 Th1 和 Th2 细胞具有负性调节作用的细胞因子是
A. IL-1　　　　B. IL-2　　　　C. IL-4
D. IFN-γ　　　　E. TNF-α

【参 考 答 案】

一、判断题
1. T　　　2. F　　　3. T　　　4. F　　　5. T
6. F　　　7. T　　　8. T　　　9. F　　　10. T

二、单项选择题
（一）A1 型题
1. C　　　2. E　　　3. D　　　4. A
（二）B 型题
1. E　　　2. A　　　3. D　　　4. B　　　5. B
6. B　　　7. A　　　8. E　　　9. E　　　10. A

三、多项选择题
1. ABDE　　　2. ABCDE　　　3. CD

（孙　乐）

第十三章 免疫耐受

【学习要求】

1. **掌握** 免疫耐受的概念；
2. **熟悉** 影响免疫耐受形成的因素；
3. **了解** 免疫耐受的机制及临床意义。

【内容提要】

一、概述

1. 概念 免疫耐受（immunological tolerance）是指机体免疫系统接受某种抗原作用后产生的特异性的免疫无应答状态，对某种抗原产生免疫耐受的个体，再次接触同一抗原刺激后，不发生免疫应答或不能发生用常规方法可检测到的免疫应答，对其他抗原仍具有正常的免疫应答能力。

2. 分类

（1）按其形成特点的不同可分为：由自身抗原诱导的天然耐受或称自身耐受；以及由外来抗原诱导产生的获得性耐受或称人工诱导的免疫耐受。

（2）按其形成时期的不同可分为：在胚胎期及出生后 T、B 细胞发育的过程中遇自身抗原所形成的中枢耐受；以及成熟的 T、B 细胞遇内源性或外源性抗原，不产生免疫应答而显示的外周耐受。

3. 特点 免疫耐受是一种特殊形式的免疫应答，它由抗原诱生，具有特异性和记忆性，能诱导免疫耐受的抗原称为耐受原（tolerogen）。在正常情况下，机体对自身抗原保持免疫耐受状态而对外来抗原保持免疫应答能力。已建立的免疫耐受可因体内相应耐受原的消失而自行消退，也可被某种模拟抗原（如交叉抗原）破坏。对自身抗原免疫耐受的打破是自身免疫性疾病的起因，而对某一病原体（如细菌、病毒）的免疫耐受使机体易患由该病原体引起的疾病。

免疫耐受不同于免疫缺陷和免疫抑制。免疫缺陷是由于免疫系统先天发育障碍或后天所致疾病引起的非特异性免疫抑制或无反应。免疫抑制主要由于使用免疫抑制剂，使免疫应答受抑制，导致对多种抗原物质的不应答或低应答，停用抑制剂后，可使免疫应答恢复正常。

二、形成因素

实验证明，机体在胚胎期最易诱导免疫耐受，而后天接触到的某些抗原也能诱导免疫耐受的形成，这种免疫耐受主要受到抗原和机体两方面因素的影响。

1. 抗原因素

（1）抗原的持续存在：免疫系统中不断有新的淋巴细胞产生，一旦耐受原在体内消失，机体对该特异性抗原可重新产生免疫应答。有生命的耐受原（如自身细胞，某些病毒、细菌等）可长期在体内存在，故已建立的免疫耐受不易消退；无生命的耐受原在体内降解较快，故免疫耐受维持的时间短。

（2）抗原表位：某些抗原表位在特定宿主可能更倾向诱导免疫耐受。

（3）抗原剂量：抗原剂量过低，不足以激活 T 及 B 细胞，不能诱导免疫应答，从而产生低带耐受，相反，抗原剂量过高则诱导应答细胞凋亡，或可能诱导调节性 T 细胞，抑制免疫应答，从而呈现高带耐受；一般而言，TD-Ag 无论剂量高低均可诱导 T 细胞产生免疫耐受。TI-Ag 只有在高剂量时才能诱导 B 细胞产生免疫耐受。

（4）抗原分子量：小分子的可溶性、非聚合状态抗原易为耐受原；大分子颗粒性物质和蛋白聚合物抗原多是免疫原。表面有许多相同决定簇的抗原分子易成为耐受原。

（5）抗原免疫途径：口服最易诱导免疫耐受，其次依次为静脉注射＞腹腔注射＞肌内注射＞皮下或皮内注射。

2. 机体因素 一般而言，抗原在胚胎期最易诱导免疫耐受，在新生期次之，成年期较难。同一种耐受原在不同遗传背景的小鼠体内可诱生出程度不同、持续时间不同的免疫耐受状态。成年个体应用免疫抑制措施有利于免疫耐受性的诱导。常见的免疫抑制措施有全身淋巴组织射线照射，注射抗淋巴细胞血清，应用环磷酰胺、环孢素及糖皮质激素等免疫抑制剂。某些遗传背景的个体对特定抗原也会呈现先天耐受。

三、机制

1. 克隆清除（clone deletion） 处于未成熟阶段的 T 或 B 细胞克隆和特异的抗原物质相互作用后可能被清除。在 T 细胞发育后期，新产生的单阳性细胞迁入胸腺髓质区，如果其表达的 TCR 能与胸腺上皮细胞或胸腺树突状细胞表面表达的自身抗原肽-MHC 分子复合物呈高亲和力结合，将导致细胞凋亡，致使相应的克隆被清除。当然，克隆清除也会在外周发生，自身抗原的高水平、持续刺激自身反应性淋巴细胞，会导致 T 细胞反复活化，上调 Fas 及其配体 FasL 的表达，两者结合后诱导细胞凋亡，而 B 细胞则会因缺失 T 细胞提供的辅助信号而被诱导凋亡。

2. 克隆失能（clonal anergy） T 细胞的激活需双信号，任何一个信号缺乏都可导致 T 细胞克隆对相应的抗原不发生免疫应答，处于克隆失能状态；低浓度多价抗原与未成熟的 B 淋巴细胞结合或 B 细胞表面抗原受体被广泛交联都可使 B 细胞处于特异的不应答状态。大量的 TI-Ag 可交联 B 细胞表面的抗原受体使其处于耐受状态。

3. 其他 自身抗原的低表达，或与淋巴细胞抗原识别受体亲和性低，不能有效活化相应淋巴细胞，这种现象称为免疫忽视（immunological ignorance）。免疫调节细胞在外周耐受的形成中也发挥着重要作用，如 Treg、Breg 等。机体某些部位，如脑及眼前房，对同种异体组织移植通常不会产生排斥反应，这些部位被称为免疫豁免部位（immunological privileged site）。

四、临床应用

对自身抗原的生理性耐受被打破会导致自身免疫病的发生，而对病原体抗原和肿瘤抗原等的病理性耐受则会导致慢性持续性感染和肿瘤的发生发展。因此，探讨免疫耐受的机制，并通过临床干预手段建立或打破免疫耐受，对认识和控制疾病具有重要意义。

1. 建立免疫耐受 防止器官移植排斥反应；防止自身免疫病和超敏反应。

2. 打破免疫耐受 抗感染、抗肿瘤等。

【双 语 词 汇】

immunological tolerance 免疫耐受
tolerogen 耐受原
clone deletion 克隆清除
clonal anergy 克隆失能
immunological ignorance 免疫忽视
immunological privileged site 免疫豁免部位

【习题与测试】

一、判断题（正确填"T"，错误填"F"。）

1. 免疫耐受无须抗原刺激，它就是机体免疫系统对所有抗原的无应答状态。（ ）

2. 免疫耐受一般情况下不影响适应性免疫应答整体功能。（ ）

3. 克隆清除只发生在中枢耐受中。（ ）

4. 后天接触抗原致免疫耐受终生不被打破。（ ）

5. 中枢耐受是指在胚胎期或出生后 T 与 B 细胞发育过程中遇自身抗原所形成的耐受。（ ）

6. T 细胞后天接触抗原诱导免疫耐受只能在胸腺内形成。（ ）

7. 自身应答性 T 细胞与相应组织特异性抗原并存的状态称为耐受分离。（ ）

8. 口服抗原最不可能建立的是局部胃肠黏膜免疫耐受。（ ）

9. 母体在妊娠中使遗传有父亲 MHC 的胎儿不被排斥的原因是胎盘形成的生理屏障。（ ）

10. 免疫抑制药物与抗原联合应用诱导免疫耐受是同种异体器官移植术中用于延长移植物存活的有效措施。（ ）

二、单项选择题

（一）A1 型题

1. 首先发现免疫耐受现象的是
A. Medawar   B. Burnet   C. Richard
D. Owen   E. Jerne

2. 天然免疫耐受是指
A. 机体对非己抗原不发生反应的状态
B. 机体对改变的自身组织成分不发生反应的状态
C. 机体对任何抗原都不发生反应的状态
D. 机体对同种异体抗原不发生反应的状态
E. 机体对自身组织成分不发生反应的状态

3. 诱导免疫耐受宜采用的方法
A. 皮下注射抗原和丝裂原
B. 静脉注射颗粒性抗原
C. 肌内注射含佐剂的抗原
D. 静脉注射可溶性蛋白单体
E. 皮内注射凝聚的抗原

4. 产生低带耐受的细胞是
A. B 细胞   B. T 细胞   C. NK 细胞
D. MΦE   E. T 细胞和 MΦ

5. 下列对免疫耐受性的描述哪项是错误的
A. 淋巴细胞在胚胎期接触过的抗原，出生后再次接触可以产生免疫耐受
B. 诱导 T 细胞或 B 细胞产生耐受所需的抗原剂量不同
C. T 细胞比 B 细胞易于诱导对抗原的耐受性
D. 免疫耐受是特异性的免疫无应答

E. 机体对 TI-Ag 的耐受是 T 细胞介导的

6. 与自身免疫耐受形成可能无关的机制是

A. 克隆不应答

B. 克隆清除

C. 抗独特型网络的作用

D. Ts 细胞、自然抑制细胞和巨噬细胞的抑制作用

E. 补体系统功能不全

7. 最易诱导免疫耐受的抗原刺激途径是

A. 口服 　　　B. 皮下注射 　　　C. 静脉注射

D. 肌内注射 　E. 腹腔注射

8. 最易诱导耐受的时期是

A. 胚胎期 　　B. 新生儿期 　　　C. 儿童期

D. 青年期 　　E. 老年期

9. 不属于免疫豁免部位的是

A. 脑 　　　　B. 胎盘 　　　　　C. 眼的前房

D. 睾丸 　　　E. 骨髓

10. 不能通过建立免疫耐受进行防治的疾病

A. Ⅰ型超敏反应 　　B. 骨髓移植排斥反应

C. 类风湿性关节炎 　D. 非肥胖型糖尿病

E. 肿瘤

11. 可通过打破免疫耐受进行治疗的疾病

A. 慢性病毒性肝炎 　　B. 类风湿性关节炎

C. 骨髓移植排斥反应 　D. Ⅰ型超敏反应

E. 多发性硬化症

12. 淋巴细胞缺乏第二活化信号可导致

A. 免疫忽视 　B. 克隆无能 　　　C. 克隆清除

D. 耐受分离 　E. 高带耐受

（二）B 型题

（1～2 题共用备选答案）

A. 肝癌 　　　　　　　B. 急性病毒性感染

C. 超敏反应性疾病 　　D. 急性肠胃炎

E. 肝硬化

1. 需诱导免疫耐受治疗的疾病是

2. 需打破免疫耐受治疗的疾病是

三、多项选择题

1. 作为一种良好的耐受原应具备哪些性质

A. 颗粒性抗原 　　　　B. 是单体形式

C. 是聚合体形式 　　　D. 可溶性抗原

E. 分子量小

2. 关于 B 细胞耐受叙述正确的是

A. 需要较大剂量的抗原才能诱导

B. 诱导的耐受维持时间长

C. 所需抗原剂量低

D. 诱导的耐受维持时间短

E. 比诱导 T 细胞耐受容易

3. 关于 T 细胞耐受叙述正确的是

A. 需要较大剂量的抗原才能诱导

B. 所需抗原剂量低

C. 比诱导 B 细胞耐受容易

D. 诱导的耐受维持时间短

E. 诱导的耐受维持时间长

4. 关于免疫耐受的叙述正确的是

A. 是免疫系统对抗原的特异不应答状态

B. 是免疫系统对抗原的非特异不应答状态

C. 是一种负免疫应答

D. 对抗原具有特异性记忆性

E. 需经抗原诱导

5. 下列各项属于免疫耐受形成机制的是

A. 克隆清除 　　　　　B. 克隆失能

C. 免疫忽视 　　　　　D. 免疫隔离

E. 胸腺基质细胞缺陷

6. 免疫耐受与免疫正应答的相同点是

A. 需要抗原刺激 　　　B. 有潜伏期

C. 有特异性 　　　　　D. 有免疫记忆

E. 产生免疫效应物质

7. 属于免疫耐受的是

A. 同种异体移植物在体内长期存活

B. 放疗后机体结核菌素试验呈阴性

C. 正常情况下机体对自身组织不能产生免疫损伤

D. AIDS 患者对破伤风类毒素不能产生抗体

E. 病毒感染的同时，机体结核菌素试验呈阴性

【参考答案】

一、判断题

1. F	2. T	3. F	4. F	5. T
6. F	7. F	8. T	9. T	10. T

二、单项选择题

（一）A1 型题

1. D	2. E	3. D	4. B	5. E
6. E	7. C	8. A	9. E	10. E
11. A	12. B			

（二）B 型题

1. C 　　　2. A

三、多项选择题

1. BDE 　2. AD 　3. CE 　　4. ACDE

5. ABCD 6. ABCD 7. AC

（姜雨薇 　罗 　佳）

第十四章 抗感染免疫

【学习要求】

1. 掌握 抗感染免疫的概念，抗感染免疫机制；

2. 熟悉 病原体对宿主免疫系统的逃逸机制；

3. 了解 各类病原体的免疫致病机制。

【内容提要】

一、概述

抗感染免疫（anti-infectious immunity）是机体抵抗病原生物及其有害产物，以维持生理稳定的功能，是机体抵御病原体感染的免疫力。

按免疫机制不同，我们将机体抗感染免疫分为适应性免疫和固有免疫。适应性体液免疫主要针对游离病毒，并在抗胞外菌感染中发挥重要作用；适应性细胞免疫可通过杀伤病毒感染的靶细胞来清除病毒，并在抗胞内菌感染中发挥重要作用。固有免疫包括：机体的天然屏障阻挡病原生物的入侵；各种吞噬细胞发挥吞噬作用；正常体液物质，如溶菌酶、补体等的参与。适应性免疫和固有免疫也在机体抵抗寄生虫和真菌感染时发挥作用。

按不同的病原生物感染，我们将机体抗感染免疫分为抗细菌免疫、抗病毒免疫、抗真菌免疫、抗寄生虫免疫等。

二、机制

（一）抗细菌免疫

1. 抗胞外菌感染的免疫 胞外菌一般不进入宿主细胞内，而是在宿主细胞外增殖，感染机体的大多数细菌都属于胞外菌。它主要通过引发炎症，释放内毒素和外毒素这两种机制致病。宿主抗胞外菌免疫以体液免疫为主，固有免疫也参与其中，并常常协同作用抵抗胞外菌感染。

（1）抗胞外菌固有免疫：机体的黏膜屏障结构是抗细菌感染的第一道防线，它机械性的阻挡了细菌入侵机体。当胞外菌入侵机体后，机体的固有免疫可通过活化补体、促进吞噬细胞吞噬和通过释放细胞因子介导炎症反应来抵抗胞外菌感染。

（2）抗胞外菌适应性免疫：机体通过体液免疫清除胞外菌或中和胞外菌释放的毒素。宿主产生主要针对细菌细胞壁成分或毒素的抗体，通过中和作用、调理作用、激活补体经典途径等清除胞外菌感染。

2. 抗胞内菌感染的免疫 胞内菌通过进入宿主细胞进行繁殖，同时逃避吞噬细胞和其他体液因素等对它的攻击，它毒性不强，能与宿主细胞共存，常导致慢性疾病。抗胞内菌免疫主要依赖细胞免疫，固有免疫也参与其中。当宿主抗胞内菌免疫与胞内菌的感染强弱相当，转为慢性感染时，会在宿主感染局部形成肉芽肿的结构，形成局限化感染。

（1）抗胞内菌固有免疫：中性粒细胞通过分泌防御素和吞噬作用杀菌，在早期感染中发挥重要的抵抗作用；巨噬细胞、NK 细胞和 γδT 细胞相互协同，活化增殖，分泌大量细胞因子发挥抗菌效应。

（2）抗胞内菌适应性免疫：$CD4^+T$ 细胞和 $CD8^+T$ 细胞均能通过分泌 TNF、IFN 等细胞因子或具有直接杀菌活性的颗粒清除靶细胞；活化的 $CD4^+Th1$ 细胞可通过释放 IFN-γ 辅助巨噬细胞活化发挥抗菌作用；而细菌的特异性中和抗体也能和尚未进入宿主细胞的细菌结合，通过调理作用或激活补体来清除胞内菌。

（二）抗病毒免疫

病毒是一类必须在活的宿主细胞内生长繁殖的病原体。因此，和抗胞内菌感染免疫相似，抗病毒免疫主要依赖于细胞免疫。

1. 抗病毒固有免疫 抗病毒免疫最重要的免疫分子是干扰素，它通过促使细胞产生抗病毒蛋白来起到抗病毒作用；NK 细胞和巨噬细胞均在病毒感染的早期发挥重要作用，前者可对被感染细胞产生直接杀伤作用，还可通过分泌细胞因子发挥抗病毒效应，后者则通过活化生成大量促炎介质杀灭病毒，两者均可通过 ADCC 机制清除病毒。

2. 抗病毒适应性免疫 DC 等多种吞噬细胞通过内源途径和外源途径均能提呈病毒抗原肽，活化 $CD4^+T$ 细胞，这为 $CD8^+T$ 细胞的活化提供必要的细胞因子和共刺激信号，也能促进 B 细胞产生抗体，抗体能够通过阻止病毒结合宿主细胞上的病毒受体、介导 ADCC 效应、激活补体等发挥抗病毒效应；而 CD8$^+$T 的 CTL 细胞应答是抗病毒免疫的关键，一方面病毒可通过内源性抗原提呈途径被 CTL 识别结合，另一方面 CTL 到达感染发生的部位后，可通过释放颗粒酶、细胞因子，表达 Fas 等杀死靶细胞。

（三）抗真菌免疫

真菌侵入人体后可引起真菌感染、真菌性超敏反应及真菌毒素中毒，部分真菌毒素与致癌有关。机体固有免疫和适应性免疫均在抗真菌免疫中发挥作用。

1. 抗真菌固有免疫 皮肤黏膜屏障构成了防御真菌感染的第一道防线；中性粒细胞、活化的巨噬细胞、NK 细胞等在抗真菌免疫中也发挥了重要作用；真菌自身的一些组分也可通过旁路途径激活补体，从而清除真菌。

2. 抗真菌适应性免疫 Th1 细胞可通过释放细胞因子激活巨噬细胞和 NK 细胞杀伤真菌，在抗机体深部真菌感染中发挥重要作用；Th1 细胞也会和 CTL 细胞协同作用清除真菌；深部真菌感染也会刺激机体产生相应抗体，从而发挥抗体的一系列免疫效应清除真菌。

（四）抗寄生虫免疫

寄生虫包括单细胞的原生动物和多细胞的蠕虫，它们会在宿主体内生长和成熟，常能引起严重和长期的组织及器官损伤。

1. 抗寄生虫固有免疫 和大多数抗感染免疫一样，黏膜屏障也是防御寄生虫感染的有效天然屏障；嗜酸性粒细胞在抗寄生虫免疫中发挥重要作用，它可在体外杀死某些寄生虫，也可依赖 IgE 抗体参与抵御各种蠕虫的组织迁移和幼虫阶段；巨噬细胞、中性粒细胞、γδT 细胞也参与到了抗寄生虫固有免疫中。

2. 抗寄生虫适应性免疫 不同原虫和蠕虫的结构、生化特征、生活史和致病机制差异较大，因此针对它们的适应性免疫应答也不尽相同。如体液免疫中，肥大细胞和嗜碱性粒细胞通过和 IgE 结合最终杀死在宿主体内发育中的幼虫，但对成虫作用不明显。一般而言，对于生存在宿主细胞内的原虫，机体抗寄生虫免疫以细胞免疫为主。

三、免疫逃逸

机体能够发挥免疫效应抵抗各类病原体的侵袭，而病原体入侵机体后也可通过各种途径来逃避免疫系统的攻击与杀伤，从而能够在机体内繁殖和扩散，引起疾病。各类病原体都有各种不同的免疫逃逸机制（见表 14-1）。

表 14-1 各类病原体的免疫逃逸机制

病原体	免疫逃逸机制
胞外菌	逃避特异性抗体的作用
	逃避吞噬细胞的吞噬
	逃避补体系统介导的杀伤作用
胞内菌	逃避吞噬杀伤
	逃避抗体的中和作用
	阻止淋巴细胞活化
病毒	潜伏
	病毒变异：抗原漂移（antigenic drift）、抗原转换（antigenic shift）
	干扰抗原提呈
	"愚弄" NK 细胞
	干扰 DC 功能
	干扰抗体效应
	逃避补体杀伤
	消除抗病毒状态
	调控宿主细胞的凋亡
	干扰宿主细胞因子
真菌和寄生虫	逃避抗体攻击
	逃避吞噬溶酶体作用
	逃避补体攻击
	干预 T 细胞攻击

【双语词汇】

anti-infectious immunity 抗感染免疫
antigenic drift 抗原漂移
antigenic shift 抗原转换

【习题与测试】

一、判断题（正确填"T"，错误填"F"。）

1. 感染发生后，只有适应性免疫能发挥抗感染免疫效应。（ ）
2. 干扰素诱导细胞建立的抗病毒活性不具有特异性。（ ）
3. Th 细胞是机体抗病毒感染的主要效应细胞。（ ）
4. 宿主抗胞外菌免疫主要依赖于细胞免疫应答。（ ）
5. 某些胞内菌可通过干预 APC 的抗原提呈功能，阻止 T 细胞活化而逃避杀伤。（ ）
6. 皮肤分泌的脂肪酸有抗真菌的作用。（ ）
7. 深部真菌感染无法刺激机体产生相应抗体。

( )

8. Th1 应答是防御蠕虫的关键,而 Th2 应答是抗原生动物寄生虫的关键。( )

9. 某些寄生虫可通过脱落带有免疫复合物的寄生虫外膜来逃避抗体的攻击。( )

10. 某些病毒会"愚弄"NK 细胞,如巨细胞病毒能表达 MHC I 类分子类似物,结合它的 NK 细胞会误认为自己识别的是一个"没有下调的"MHC I 类分子,从而不被活化。( )

二、单项选择题

(一) A1 型题

1. 关于抗感染免疫的叙述,下列错误的是
A. 吞噬细胞和体液中的杀菌物质是抗感染的第二道防线
B. 完整的皮肤与黏膜屏障是抗感染的第一道防线
C. 体液免疫主要针对胞外菌的感染
D. 细胞免疫主要针对胞内菌的感染
E. 抗体与细菌结合可直接杀死病原菌

2. 机体抗胞外菌免疫主要依赖于
A. 细胞免疫　B. 体液免疫　C. 获得性免疫
D. 天然免疫　E. 巨噬细胞

3. 对巨噬细胞的高活化最终导致肉芽肿的形成发挥关键作用的细胞因子是
A. TNF-α　　B. IL-2　　　C. IL-5
D. IL-10　　E. IFN-γ

4. 机体抗胞内菌免疫主要依赖于
A. 细胞免疫　　　　B. 体液免疫
C. 天然免疫　　　　D. 获得性免疫
E. 补体免疫

5. 胞外菌逃避补体攻击的策略错误的是
A. 通过表面蛋白的空间位阻现象以及降解 C3b 来阻止 C3b 与细菌的结合
B. 诱导宿主产生同种型抗体,使之不能激活补体
C. 失活补体级联反应过程中各个环节
D. 俘获宿主 RCA 蛋白
E. 分泌抗 Ig 的蛋白酶

6. 在抗胞内菌免疫中,活化的 NK 细胞通过分泌哪种细胞因子促进巨噬细胞活化间接促进 Th1 细胞分化
A. IFN-γ　　B. TNF-α　　C. IL-2
D. IL-4　　　E. IL-10

7. 在机体抗病毒免疫中发挥重要作用的细胞因子是
A. IL　　　B. TNF　　　C. IFN
D. CSF　　　E. GF

8. 下列关于病毒逃避补体攻击的策略错误的是
A. 出芽到宿主细胞膜,获取宿主 RCA 蛋白
B. 表达病毒性的宿主 RCA 蛋白类似物
C. 提高宿主 RCA 蛋白的表达
D. 阻断转化酶的形成
E. 阻断 IFN-γ 分泌

9. 机体抗病毒免疫主要依赖于
A. 细胞免疫　B. 体液免疫　C. 抗体
D. 补体　　　E. 皮肤的屏障作用

10. 机体抗原生动物寄生虫免疫的关键 Th 细胞类型是
A. Th1　　　B. Th2　　　C. Th17
D. Treg　　　E. Tfh

11. 机体抗蠕虫寄生虫免疫的关键 Th 细胞类型是
A. Tfh　　　B. Treg　　　C. Th1
D. Th2　　　E. Th17

12. 机体抗真菌感染主要依赖于
A. 细胞免疫　　　　B. 体液免疫
C. 天然免疫　　　　D. 获得性免疫
E. 抗体

(二) A2 型题

1. 患者,男性,45 岁。尿频、尿急、尿痛 3 余年,右侧附睾破溃 4 月余,初诊结核抗体阳性。该患者应考虑患有哪种疾病
A. 肾炎　　　B. 肾癌　　　C. 肾结石
D. 附睾结核　E. 膀胱结石

2. 患者,男性,28 岁。乙型肝炎患者,同性恋者,因咳嗽、持续低热就诊。初步考虑为肺部感染,但积极的抗生素治疗和抗结核治疗无效,肺部穿刺活检显示卡波西肉瘤。该患者出现肉瘤的最可能原因是
A. HIV 感染破坏了免疫功能
B. HBV 感染影响了免疫功能
C. HBV 感染影响了肝脏功能
D. HIV 感染影响了肝脏功能
E. HIV 感染造成了自身免疫性疾病

3. 患者,女性,32 岁。主诉:阴道接触性出血半年余。宫颈病理活检提示宫颈鳞癌,此患者最可能的发病原因是
A. 持续性的 H1N1 感染
B. HIV 感染
C. 持续性的 HPV 感染
D. 持续性的 HBV 感染
E. EBV 感染

4. 患者,女性,17 岁。因准备考试压力大而感觉特别疲累,连续咳嗽 1 个月,用止咳药物治疗

没有明显效果，有低热就诊。初诊为肺结核，可检测哪种微生物以辅助诊断

A. 伤寒杆菌 B. 金黄色葡萄球菌

C. 肺炎球菌 D. 炭疽芽孢杆菌

E. 结核分枝杆菌

5. 某孕妇确诊为 HIV 阳性，下列方式可能把病毒传给孩子的是

A. 孕妇尽早服用抗病毒药物

B. 为了婴儿能获得母亲乳汁中的抗体，坚持母乳喂养

C. 定期进行孕检及 HIV 相关检测

D. 婴儿出生后 24 小时内服用阻断药物

E. 以上都不会把病毒传给孩子

（三）B 型题

（1～2 题共用备选答案）

A. 释放外毒素和内毒素

B. 宿主细胞内繁殖

C. 宿主细胞内复制

D. 直接杀伤宿主细胞

E. 细胞外和细胞内增殖

1. 胞内菌感染的主要损伤机制是

2. 胞外菌感染的主要损伤机制是

三、多项选择题

1. 下列关于抗感染免疫的描述，正确的是

A. 固有免疫参与早期防御

B. 适应性免疫可优化应答效应

C. 适应性免疫可增强固有免疫

D. 抗感染免疫会造成机体的病理损伤

E. 固有免疫影响适应性免疫应答的类型

2. 抗胞外菌固有免疫不包括

A. CTL B. 巨噬细胞 C. NK 细胞

D. Th E. 补体

3. 抗胞内菌感染机制包括

A. 巨噬细胞吞噬杀伤

B. 补体激活

C. CTL 特异性杀伤靶细胞

D. NK 细胞杀伤靶细胞

E. 抗体中和作用

4. 病毒的逃逸机制包括

A. 干扰抗体的产生

B. 干扰 DC 功能

C. 躲避补体杀伤

D. 干扰宿主细胞因子的分泌

E. 潜伏于宿主细胞内

5. 胞内菌感染的特点中不包括

A. 细胞毒性强

B. 常有肉芽肿病变

C. 呈慢性过程

D. 获得性免疫机制主要是体液免疫

E. 主要通过病理性免疫损伤而致病

6. 能在吞噬细胞中生存的细菌有

A. 结核杆菌 B. 布鲁氏菌

C. 伤寒沙门菌 D. 嗜肺军团菌

E. 绿脓杆菌

7. 受病毒感染的宿主细胞被杀的机制有

A. 中和抗体直接溶解靶细胞

B. ADCC 机制杀伤靶细胞

C. 在补体参与下溶解靶细胞

D. CTL 直接杀伤靶细胞

E. 淋巴因子直接或间接作用于靶细胞

【参考答案】

一、判断题

1. F 2. T 3. F 4. F 5. T

6. T 7. F 8. F 9. T 10. T

二、单项选择题

（一）A1 型题

1. E 2. B 3. E 4. A 5. E

6. A 7. C 8. E 9. A 10. A

11. D 12. C

（二）A2 型题

1. D 2. A 3. C 4. A 5. B

（三）B 型题

1. B 2. A

三、多项选择题

1. ABCDE 2. AD 3. ACDE 4. ABCDE

5. AD 6. ABCD 7. BCDE

（姜雨薇 马碧书）

第十五章 超敏反应

【学习要求】

1. **掌握** 超敏反应的概念及分型,各型超敏反应的主要特征、发生机制;
2. **熟悉** 临床常见的各型超敏反应性疾病,Ⅰ型超敏反应性疾病的防治原则。

【内容提要】

一、超敏反应的概念及分型

(一)超敏反应(hypersensitivity)

指机体受到某些抗原刺激时发生的以生理功能紊乱和(或)组织细胞损伤为主的异常的适应性免疫应答。固有免疫应答也参与其发生、发展。

(二)分型

根据反应发生的速度、机制及临床特点分为四型:

1. **Ⅰ型超敏反应** 速发型超敏反应或变态反应。
2. **Ⅱ型超敏反应** 细胞溶解型或细胞毒型超敏反应。
3. **Ⅲ型超敏反应** 免疫复合物型或血管炎型超敏反应。
4. **Ⅳ型超敏反应** 迟发型超敏反应。

二、Ⅰ型超敏反应的发生机制、临床常见疾病和主要防治原则

(一)发生机制

1. **致敏阶段** 变应原初次进入机体,刺激特异性 B 细胞产生 IgE,IgE 以其 Fc 段与肥大细胞及嗜碱性粒细胞表面的 FcεR I 结合,使细胞处于致敏状态。
2. **发敏阶段** 相同变应原再次进入致敏机体,多价变应原与致敏的肥大细胞、嗜碱性粒细胞表面的两个或两个以上 IgE 结合(桥联),启动激活信号后细胞释放两类生物活性介质:
(1)储存的介质:组胺、激肽释放酶、嗜酸性粒细胞趋化因子。
(2)新合成的介质:白三烯、前列腺素 D2、血小板活化因子、细胞因子。活性介质介导以下

的病理生理改变:小血管扩张和毛细血管通透性增加、平滑肌收缩、黏膜腺体分泌增加、趋化炎症细胞并促进局部炎症反应。

(二)临床常见疾病

1. **过敏性休克** 药物过敏性休克以青霉素引发最为常见。青霉素降解产物青霉噻唑醛酸或青霉烯酸为半抗原,与人体内组织蛋白结合形成完全抗原后可刺激某些机体产生特异性抗体,并使肥大细胞和嗜碱性粒细胞致敏。当机体再次接触青霉素时可发生过敏性休克。血清过敏性休克通常是对抗毒素血清过敏。
2. **呼吸道超敏反应** 支气管哮喘和变应性鼻炎常见。
3. **消化道超敏反应** 过敏性胃肠炎。
4. **皮肤超敏反应** 主要包括荨麻疹、湿疹、血管神经性水肿等。

(三)Ⅰ型超敏反应的防治原则

1. **预防** 确定变应原,避免接触变应原是最有效的预防方法。临床检测变应原最常用的方法是皮肤试验。
2. **治疗**
(1)异种免疫血清脱敏疗法:采用小剂量、短间隔(20 分钟～30 分钟)、多次注射的方法,使体内致敏细胞分期脱敏,最终全部消除致敏状态,此时再大量注射抗毒素就不会引起过敏反应。应用于外毒素所致疾病危及生命且又对抗毒素血清过敏者,此法为暂时脱敏,机体可重新被致敏。
(2)特异性变应原脱敏疗法:采用小剂量、较长间隔(1 周左右)、逐渐增量、多次皮下注射的方法(产生 IgG 类封闭抗体),应用于已查明但难以避免接触环境中变应原的患者。
(3)药物治疗:用药物选择性地阻断或干扰超敏反应发生过程中的某些环节,阻止或减轻超敏反应。主要包括:抑制生物活性介质合成与释放的药物、生物活性介质拮抗剂、改善效应器官反应性的药物。

三、Ⅱ型超敏反应的发生机制及临床常见疾病

(一)发生机制

Ⅱ型超敏反应通常引起靶细胞的溶解,但有

一些特殊的形式是只引起靶细胞功能障碍而无细胞溶解。

1. 某些同种异型抗原、交叉抗原、自身抗原、吸附于细胞表面的外来抗原或半抗原 可诱导特异性抗体（IgG 或 IgM）产生，抗体通过以下机制导致靶细胞溶解破坏：激活补体溶解靶细胞、促进吞噬细胞的吞噬作用、ADCC 作用。

2. 针对某些自身细胞表面受体的抗体 可能导致细胞功能紊乱，发挥刺激或阻断作用，导致靶细胞功能亢进或降低。

（二）临床常见疾病

1. 输血反应 ABO 血型不符的输血引起溶血反应，ABO 血型抗体属于 IgM 类。非溶血性输血反应是由于反复输入含异型 HLA 分子的血液后所导致的受者白细胞和血小板破坏。

2. 新生儿溶血 多发生于 Rh⁻ 孕妇所产的 Rh⁺ 胎儿。Rh⁻ 的母亲由于输血、流产或分娩等原因接受红细胞表面 Rh 抗原刺激后产生抗 Rh 的 IgG 类抗体，此类抗体通过胎盘进入胎儿体内并与 Rh⁺ 红细胞结合导致溶血。预防方法是 Rh⁺ 红细胞进入母体后，在 72 小时内给母亲注射 Rh 抗体以阻断 Rh⁺ 红细胞对母体的致敏作用。

3. 免疫性血细胞减少症 因药物、感染等因素使机体的血细胞膜抗原物质改变，诱生出相应抗体而致病。

4. 抗基膜型肾小球肾炎和风湿性心肌炎 因 A 族溶血性链球菌上的共同抗原诱生的相应抗体与人类肾小球基底膜和心肌细胞发生交叉反应而致病。

5. 肺出血肾炎综合征（goodpasture syndrome） 肺泡基底膜和肾小球基底膜之间存在共同抗原，可发生交叉反应。

6. 其他 自身免疫性受体病，如毒性弥漫性甲状腺肿（Graves 病）是抗 TSH 受体的抗体介导 TSH 受体产生刺激作用，而重症肌无力则是抗受体的抗体介导器官功能受抑制。

四、Ⅲ型超敏反应的发生机制和临床常见疾病

（一）发生机制

1. 免疫复合物（IC）的形成与沉积 某些抗原诱生 IgG、IgM、IgA 类抗体，当抗原（或抗体）略多于抗体（或抗原）时易产生中等大小可溶性免疫复合物，随血液循环沉积于局部，常见沉积部位如肾小球、关节、心肌、毛细血管壁等处。

2. 免疫复合物沉积后引起的组织损伤

（1）免疫复合物在沉积局部激活补体经典途径，产生 C3a、C5a 等活性片段引起局部毛细血管通透性增加，渗出增多，出现水肿，又使中性粒细胞、肥大细胞和嗜碱性粒细胞等趋化至 IC 沉积处。

（2）中性粒细胞向免疫复合物沉积局部趋化，吞噬免疫复合物并释放多种溶酶体酶使血管基底膜和组织细胞发生损伤；肥大细胞和嗜碱性粒细胞释放过敏介质，增加血管通透性，引起局部水肿。

（3）血小板活化引起 5-羟色胺等血管活性物质释放和血栓形成，引起充血水肿和局部组织缺血和出血。

（二）临床常见疾病

1. 局部免疫复合物病

（1）Arthus 反应：是一种实验性局部Ⅲ型超敏反应。用马血清经皮下注射反复免疫家兔数周，当再次注射马血清时，可在注射局部出现红肿、出血和坏死等剧烈的炎症反应，此现象被称为 Arthus 反应。

（2）人类局部免疫复合物病（类 Arthus 反应）：可见于胰岛素依赖型糖尿病患者，局部反复注射胰岛素，可刺激机体产生相应抗体，再次注射时，注射部位出现类似 Arthus 反应的急性炎症。长期吸入含真菌孢子的粉尘或动物毛屑等变应原的空气，可引起间质性肺泡炎，也是局部Ⅲ型超敏反应。

2. 全身免疫复合物病

（1）血清病：通常在初次大量注射抗毒素治疗外毒素性疾病后 1~2 周发生，IC 沉积于皮肤、关节、肾小球等部位，为一种自限性疾病。

（2）急性免疫复合物型肾小球肾炎：以 A 群链球菌感染最多见。多在感染后 2~3 周发生急性肾小球肾炎，因 IC 沉积于肾小球基底膜所致。

（3）类风湿性关节炎：因某些原因，机体产生变性 IgG 并诱生相应的自身抗体（类风湿因子），IC 产生并沉积于关节所致。

（4）风湿热。

（5）系统性红斑狼疮（SLE）。

（6）免疫复合物型血细胞减少症。

五、Ⅳ型超敏反应的发生机制和临床常见疾病

（一）发生机制

此型超敏反应的发生与抗体、补体无关。变应原主要为胞内寄生菌和寄生虫、真菌、病毒、

异体组织细胞及吸附于细胞上的半抗原，发生机制见图 15-1。

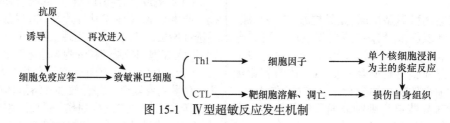

图 15-1　Ⅳ型超敏反应发生机制

（二）临床常见疾病

（1）传染性迟发型超敏反应，如结核菌素试验是典型的实验性迟发型超敏反应。

（2）接触性皮炎，如接触油漆、染料、药物等半抗原后引起的接触性迟发型超敏反应，局部出现红肿、硬结、水疱，严重者出现剥脱性皮炎。

（3）移植排斥反应。

（4）器官特异性自身免疫病，如甲状腺炎、胰岛素依赖型糖尿病等。

【双语词汇】

hypersensitivity　超敏反应
immediate hypersensitivity　速发型超敏反应
allergy　变态反应
allergen　变应原
allergin　变应素
histamine　组胺
kallikrein　激肽释放酶
eotaxin　嗜酸性粒细胞趋化因子
prostaglandin D2，PGD2　前列腺素 D2
leukotriene，LT　白三烯
platelet activating factor，PAF　血小板活化因子
immune complex，IC　免疫复合物
Arthus reaction　Arthus 反应
rheumatoid factor，RF　类风湿因子
delayed hypersensitivity，DTH　迟发型超敏反应

【习题与测试】

一、判断题（正确填"T"，错误填"F"。）

1. 青霉素皮肤试验阳性的原理是发生了Ⅰ型超敏反应。（　　）

2. Ⅲ型超敏反应性疾病中引起组织损伤作用最强的细胞是巨噬细胞。（　　）

3. 白三烯是引起迟发相支气管痉挛最主要的物质。（　　）

4. 反复输入含异型 HLA 分子的血液，受者可发生溶血性输血反应。（　　）

5. 抢救青霉素过敏性休克的首选药物是抗组胺药。（　　）

6. 初次注射血清病的发生机制为Ⅰ型超敏反应。（　　）

7. 除肥大细胞和嗜碱性粒细胞外,嗜酸性粒细胞也参与了Ⅰ型超敏反应的发生。（　　）

8. Ⅲ型超敏反应是补体、中性粒细胞、血小板共同参与的超敏反应。（　　）

9. 重症肌无力是由于患者体内产生了抗乙酰胆碱抗体。（　　）

10. 抗原抗体比例适合时形成的免疫复合物易发生沉积。（　　）

二、单项选择题

（一）A1 型题

1. 可经血清抗体被动转移的超敏反应是
A. Ⅰ、Ⅱ、Ⅳ型超敏反应
B. Ⅰ、Ⅱ、Ⅲ型超敏反应
C. Ⅰ、Ⅲ、Ⅳ型超敏反应
D. Ⅱ、Ⅲ、Ⅳ型超敏反应
E. Ⅰ、Ⅱ、Ⅲ、Ⅳ型超敏反应

2. 不参与Ⅰ型超敏反应的介质是
A. 组胺　　　　　　　　B. 白三烯
C. 血小板活化因子　　　D. 干扰素
E. 前列腺素

3. IgE 对以下哪些细胞有高度亲和力
A. 单核细胞、巨噬细胞
B. T、B 淋巴细胞
C. 肥大细胞、嗜酸性粒细胞
D. 中性粒细胞、红细胞
E. 肥大细胞、嗜碱性粒细胞

4. 属于Ⅰ型超敏反应的疾病是
A. 新生儿溶血　　　　　B. 血清过敏性休克
C. 血清病　　　　　　　D. 接触性皮炎
E. 系统性红斑狼疮

5. 临床上引起药物过敏性休克最常见的是
A. 链霉素　　　B. 头孢菌素　C. 青霉素
D. 维生素 B1　　E. 红霉素

6. 在脱敏治疗中，诱导机体产生的封闭性抗体是：
A. IgM　B. IgG　C. IgA　D. IgE　E. IgD

7. 速发型超敏反应中引起皮肤奇痒的物质是
A. 白三烯　　B. 前列腺素　C. 组胺
D. 激肽　　　E. 嗜酸性粒细胞趋化因子

8. 防止对某种食物再次过敏的最好方法是
A. 脱敏　　　B. 服用抗过敏药
C. 进行皮试　D. 避免吃这种食物
E. 高温烹调这种食物

9. 介导 I 型超敏反应的抗体主要是
A. IgM　B. IgG　C. IgA　D. IgE　E. IgD

10. 不参与 I 型超敏反应的细胞是
A. B 细胞　　　B. 嗜酸性粒细胞
C. NK 细胞　　D. 嗜碱性粒细胞
E. 肥大细胞

11. IgE 分子与肥大细胞膜上相应受体结合的部位是
A. Fab 片段　B. C_H1　　　C. V_H
D. pFc′　　　E. Fc 片段

12. 关于 Rh 血型不合导致的新生儿溶血症，下列哪项描述是错误的
A. 补体参与该病的发生
B. 分娩后 72 小时内给母亲注射抗 Rh 血清，可预防该疾病
C. 母亲在孕育第 2 胎 Rh^+胎儿时易发生
D. 引起溶血的抗体为新生儿体内的 IgM 抗体
E. 引起溶血反应的抗体为母体 IgG 抗体

13. 由 II 型超敏反应引起的疾病是
A. 荨麻疹　　　　　B. 接触性皮炎
C. 类风湿性关节炎　D. 血小板减少性紫癜
E. 支气管哮喘

14. 与 II 型超敏反应无关的成分是
A. NK 细胞　　　　B. 吞噬细胞
C. 补体　　　　　D. 致敏 T 淋巴细胞
E. 抗体

15. 在 II 型超敏反应中
A. 细胞毒性抗体直接引起靶细胞溶解
B. CTL 细胞参与反应而导致细胞被杀伤
C. 反应结果均引起靶细胞溶解破坏
D. 补体活化导致细胞或组织损伤
E. 中性粒细胞不参与反应

16. 新生儿溶血症多发生于
A. Rh^+的母体

B. Rh^-的母体
C. Rh^-的胎儿与 Rh^+的母体
D. Rh^+的胎儿与 Rh^+的母体
E. Rh^+的胎儿与 Rh^-的母体

17. 参与 II 型超敏反应的抗体类型为
A. IgM、IgD　　　　B. IgM、IgG
C. IgA、IgE　　　　D. IgM、IgA
E. IgE、IgD

18. III 型超敏反应的启动因子是
A. 细胞因子　　　　B. 免疫球蛋白
C. 免疫复合物　　　D. 单核巨噬细胞
E. 淋巴毒素

19. 关于 III 型超敏反应描述错误的是
A. IC 具有细胞毒作用
B. IC 沉积激活补体
C. 补体激活引起炎症
D. 中性粒细胞引起组织损伤
E. 血小板参与反应

20. 下列哪种疾病属于免疫复合物型超敏反应
A. 过敏性休克　　　B. 血小板减少性紫癜
C. 新生儿溶血症　　D. 链球菌感染后肾小球肾炎
E. 肺出血肾炎综合征

21. 在 I 型超敏反应中可起到负调节作用的细胞是
A. 肥大细胞　　　　B. 嗜碱性粒细胞
C. Th2 细胞　　　　D. 嗜酸性粒细胞
E. 中性粒细胞

22. 引起 Arthus 反应的主要原因是
A. 致敏 T 细胞释放淋巴因子
B. 单个核细胞引起的炎症
C. 肥大细胞脱颗粒
D. IgE 抗体大量产生
E. IC 引起的补体活化

23. 下列哪种因素与免疫复合物性疾病发生无关
A. 血管活性物质释放
B. 免疫复合物沉积在血管壁
C. 激活补体活化产生大量 C3a、C5a
D. 大量免疫复合物形成
E. 大量淋巴细胞局部浸润

24. 免疫复合物病引起血管炎的重要原因是
A. 组胺和白三烯释放　　B. 攻膜复合物形成
C. CTL 的作用　　　　　D. 细胞因子释放
E. 中性粒细胞的溶酶体酶释放

25. 属于 IV 型超敏反应的是
A. 过敏性休克　　　　B. 结核菌素皮肤试验阳性
C. 血清病　　　　　　D. 类风湿性关节炎
E. 过敏性胃肠炎

26. 迟发型超敏反应的组织病理学特点是
A. 小血管壁 IC 沉积　　B. 中性粒细胞浸润
C. 嗜酸性粒细胞浸润　　D. 单个核细胞浸润
E. 小血管扩张、水肿

27. 无须抗体参与的超敏反应是
A. 传染性迟发型超敏反应
B. 重症肌无力
C. Goodpasture 综合征
D. 皮肤荨麻疹
E. 类 Arthus 反应

28. 关于 DTH 反应，正确的是
A. 去除补体可以增强　　B. 可经血清被动转移
C. 依赖于 T 细胞　　　　D. 抗体可以增强其反应
E. 反应发生迟缓，一般在接触抗原 18～24 小时达到高峰

（二）A2 型题

患儿，男性，6 岁，因"频繁呕吐伴腹痛半天余"就诊。发病前 1 小时曾食用虾、海蟹，而后出现清水样呕吐物并伴有脐周阵发性绞痛，无发热、腹泻及皮疹。该患儿有支气管哮喘病史，以往曾有进食海鲜史。查体：T 36℃，无皮疹，脐周压痛（+），反跳痛（-），无肌紧张，余无异常。实验室检查：血常规嗜酸性粒细胞百分比 0.09，血清 IgE 为 1100 IU/mL，余无特殊。

1. 该患儿最可能的诊断是
A. 急性阑尾炎　　　　　B. 过敏性胃肠炎
C. 伤寒　　　　　　　　D. 细菌性痢疾
E. 食物中毒

2. 该病的发生机制最有可能是
A. Ⅰ型超敏反应　　　　B. Ⅱ型超敏反应
C. Ⅲ型超敏反应　　　　D. Ⅳ型超敏反应
E. 不属于超敏反应

3. 预防该病发生最有效的方法是
A. 特异性脱敏疗法
B. 明确变应原后避免接触
C. 使用糖皮质激素
D. 使用抗组胺药
E. 使用盐酸肾上腺素

李某，女性，39 岁，乏力、面色苍白半月余。患者半个多月来出现进行性面色苍白、乏力，稍动则心慌气短，尿色如浓茶。一个月前曾有过感冒，既往无心肝、肾病史，无药物过敏史。查体：贫血貌，巩膜轻度黄染，脾与肋下 1cm 可触及，余无异常。实验室检查：血常规示红细胞 $2.5×10^{12}$/L，血红蛋白 65g/L，网织红细胞 16%，白细胞及血小板正常；血总胆红素及间接胆红素增高，直接胆红素正常；尿胆红素阴性，尿胆原

强阳性；大便常规正常，隐血阴性；Coombs 试验阳性。

4. 该患者可能的诊断是
A. 恶性贫血　　　　　　B. 地中海贫血
C. 缺铁性贫血　　　　　D. 自身免疫性溶血性贫血
E. 再生障碍性贫血

5. 在该病的发生过程中，不参与组织细胞损伤的是
A. NK 细胞　　　B. 补体　　　C. 巨噬细胞
D. 中性粒细胞　　E. CTL

6. 治疗该疾病首选
A. 糖皮质激素　　　　　B. 免疫抑制剂
C. 输注红细胞　　　　　D. 脾切除手术
E. 血浆置换

患者，女性，48 岁，因"双手手指关节疼痛 4 个月"就诊。患者 4 个月前无明显诱因出现双手手指关节对称性肿痛，晨僵 2 小时，伴有乏力；无发热、日光过敏及口干眼干。查体：双手食指及中指近指关节、掌指关节肿胀及压痛，余无异常。实验室检查：血沉 90mm/h；类风湿因子（RF）600IU/mL，抗 CCP 抗体 200mg/L；X 线示双手指食指及中指关节软组织肿胀、关节间隙狭窄。

7. 该患者可能的诊断为
A. 强直性脊柱炎　　B. 类风湿性关节炎
C. 系统性红斑狼疮　D. 风湿热
E. 风湿性关节炎

8. 类风湿因子是
A. 抗变性 IgM 的 Fc 片段的自身抗体
B. 抗变性 IgA 的 Fc 片段的自身抗体
C. 抗变性 IgG Fc 片段的自身抗体
D. 抗变性 IgG 的 Fab 片段的自身抗体
E. 抗变性 IgM 的 Fab 片段的自身抗体

9. 该病涉及发病机制主要是
A. Ⅰ型超敏反应　　B. Ⅱ型超敏反应
C. Ⅲ型超敏反应　　D. Ⅳ型超敏反应
E. 不涉及超敏反应

10. 患者出现关节损害的主要原因是
A. 补体的杀伤靶效应破坏了关节组织
B. 肥大细胞释放组胺
C. NK 细胞直接杀伤关节组织细胞
D. 巨噬细胞吞噬破坏关节组织细胞
E. 免疫复合物沉积于关节滑膜引起炎症损害

（三）B 型题

（1～4 题共用备选答案）
A. IL-4、IL-13　　　　　B. C3a、C5a
C. IL-2、IFN、TNF　　　D. NK 细胞、巨噬细胞

E. γδT 细胞、B1 细胞

1. 参与 I 型超敏反应的是
2. 参与 II 型超敏反应的是
3. 参与 III 型超敏反应的是
4. 参与 IV 型超敏反应的是

（5～10 题共用备选答案）

A. 属于 I 型超敏反应性疾病
B. 属于 II 型超敏反应性疾病
C. 属于 III 型超敏反应性疾病
D. 属于 IV 型超敏反应性疾病
E. 不属于超敏反应性疾病

5. 结核病
6. 同种移植急性排斥反应
7. 药物过敏性血小板减少性紫癜
8. 变应性鼻炎
9. 血清过敏性休克
10. 长期大量吸入真菌孢子后引起的间质性肺泡炎

三、多项选择题

1. 通常以细胞功能紊乱为主的超敏反应性疾病是
A. 重症肌无力　　　　B. Arthus 反应
C. 过敏性胃肠炎　　　D. 血清病
E. Graves 病

2. 肥大细胞胞质颗粒中导致 I 型超敏反应发生的主要介质是
A. 组胺　　B. 溶酶体酶　C. 激肽释放酶
D. 白三烯　　E. 嗜酸性粒细胞趋化因子

3. 下列哪些细胞表达高亲和力的 FcεR I
A. 单核细胞　　　　B. 中性粒细胞
C. 嗜碱性粒细胞　　D. 肥大细胞
E. 嗜酸性粒细胞

4. 对抗毒素过敏时，脱敏疗法的机制可能是
A. 小剂量变应原只引起微量的生物活性介质释放
B. 少量介质不引起明显的临床症状
C. 短期内小剂量、多次注射逐渐消耗肥大细胞上的 IgE
D. IgE 耗尽，机体处于暂时脱敏状态
E. 暂时脱敏后接受大剂量变应原，不引起严重的临床表现

5. I 型超敏反应的特点是
A. 反应发生快
B. 亲细胞抗体 IgE 参与
C. 通过释放组胺等介质发挥作用
D. 通常不伴有明显的组织损伤

E. 有明显的个体差异和遗传倾向

6. I 型超敏反应中新合成的介质包括
A. 组胺　　　B. 白三烯　　C. 前列腺素 D2
D. 血小板活化因子　　　E. 激肽释放酶

7. II 型超敏反应引起组织或细胞损伤的机制包括
A. 补体介导的细胞溶解
B. 吞噬细胞释放蛋白酶导致组织损伤
C. CTL 杀伤靶细胞
D. ADCC
E. 调理作用

8. II 型超敏反应的特点是
A. 为溶细胞型超敏反应
B. 补体参与反应过程
C. 抗原通常在靶细胞表面
D. CTL 细胞为主要的杀伤细胞
E. NK 细胞、吞噬细胞参与靶细胞的溶解效应

9. II 型超敏反应性疾病包括
A. 过敏性皮炎
B. 血清病
C. 链球菌感染后肾小球肾炎
D. Graves 病
E. 类风湿性关节炎

10. III 型超敏反应的特点包括
A. 由抗原抗体复合物引起
B. IgG、IgM、IgA 参与
C. 主要引起血管炎和组织损伤
D. 无须补体参与
E. 中性粒细胞聚集并释放溶酶体酶

11. III 型超敏反应发生过程中，影响免疫复合物沉积的因素有
A. 血管内形成涡流　　B. 吞噬细胞缺陷
C. 血管通透性增加　　D. 血管内高压
E. 补体受体缺陷

12. III 型超敏反应引起的疾病有
A. Graves 病　　　　B. 类风湿性关节炎
C. 扁桃体炎　　　　D. 血清病
E. 急性肾小球肾炎

13. IV 型超敏反应的特点包括
A. 反应发生迟缓
B. 由致敏 T 细胞再次接触抗原而引发
C. 抗体参与
D. 细胞因子在反应中起重要作用
E. 为单核细胞、淋巴细胞浸润为主的炎症

14. IV 型超敏反应的效应细胞主要包括：
A. CTL　　　　B. Th1　　　C. NK 细胞
D. 中性粒细胞　　E. 肥大细胞

15. 典型的皮肤迟发型超敏反应有
A. 青霉素皮试阳性 B. 结核菌素试验阳性
C. 接触性皮炎　　D. 特应性皮炎
E. Arthus 反应

【参 考 答 案】

一、判断题

1. T　　　2. F　　　3. T　　　4. F　　　5. F
6. F　　　7. T　　　8. T　　　9. F　　　10. F

二、单项选择题

（一）A1 型题

1. B　　　2. D　　　3. E　　　4. B　　　5. C
6. B　　　7. C　　　8. D　　　9. D　　　10. C
11. E　　12. D　　13. D　　14. D　　15. D

16. E　　17. B　　18. C　　19. A　　20. D
21. D　　22. E　　23. E　　24. E　　25. B
26. D　　27. A　　28. C

（二）A2 型题

1. B　　　2. A　　　3. B　　　4. D　　　5. E
6. A　　　7. B　　　8. C　　　9. C　　　10. E

（三）B 型题

1. A　　　2. D　　　3. B　　　4. C　　　5. D
6. D　　　7. B　　　8. A　　　9. A　　　10. C

三、多项选择题

1. ACE　　　2. ACE　　　3. CD　　　4. ABE
5. ABCDE　　6. BCD　　　7. ABDE　　8. ABCE
9. CD　　　10. ABCE　11. ABCDE　12. BDE
13. ABDE　14. AB　　　15. BC

（石琳熙）

第十六章　自身免疫病

【学习要求】

1. **掌握**　自身免疫和自身免疫病的概念,自身免疫病的特征及分类;

2. **熟悉**　常见的自身免疫病的免疫损伤机制;

3. **了解**　自身免疫病的发病机制及相关因素,自身免疫病的防治原则。

【内容提要】

一、概述

(一)基本概念

1. 自身免疫(autoimmunity)　自身免疫是机体免疫系统对自身成分所发生的免疫应答,存在于所有个体,正常状态下对维持免疫稳定具有重要意义。

2. 自身免疫病(autoimmune disease,AID)　自身免疫病是在某些遗传因素和环境因素等内因和外因诱发下自身免疫耐受状态被打破或自身免疫性细胞调节异常,免疫系统对自身抗原产生持续迁延的免疫应答,造成自身组织细胞损伤或功能异常而导致的临床病症。

(二)自身免疫病的基本特征

(1)患者体内可检测到高效价的自身抗体和(或)自身反应性 T 细胞。

(2)造成组织细胞损伤或功能障碍。

(3)病情转归与自身免疫应答的强度相关;应用免疫抑制剂治疗有效。

(4)动物实验可复制出相似的病理模型;通过血清或淋巴细胞转输可被动转移疾病。

(5)反复发作,慢性迁延。

(6)有一定遗传倾向,并与性别或年龄相关。

(三)自身免疫病的分类

1. 器官特异性自身免疫病　病变局限于某一特定器官,由针对特定器官的靶抗原的自身免疫反应引起。如慢性淋巴细胞性甲状腺炎(桥本甲状腺炎)、毒性弥漫性甲状腺肿(Graves 病)和胰岛素依赖型糖尿病(IDDM)等。

2. 全身性自身免疫病　又称系统性自身免疫病,由针对多种器官和组织的靶抗原的自身免疫反应引起。如强直性脊柱炎、系统性红斑狼疮(SLE)和类风湿性关节炎(RA)等。

二、自身免疫病的免疫损伤机制及典型疾病(表 16-1)

表 16-1　自身免疫病的免疫损伤机制及典型疾病

免疫损伤机制	典型疾病
1. 自身抗体介导的自身免疫性疾病	
①自身抗体直接介导细胞破坏	自身免疫性血细胞减少症
②自身抗体介导细胞功能异常	毒性弥漫性甲状腺肿(Graves 病) 重症肌无力
③自身抗体与自身抗原形成 IC 介导组织损伤	系统性红斑狼疮(SLE)
2. 自身反应性 T 细胞介导的自身免疫性疾病	胰岛素依赖型糖尿病(IDDM) 多发性硬化

三、发病机制及相关因素

(一)抗原方面的因素

1. 封闭部位抗原的释放　存在于免疫隔离部位的自身抗原(如神经髓鞘磷脂碱性蛋白、精子、眼晶状体等)在手术、外伤或感染等情况下释放入血液和淋巴液,与免疫系统接触,诱发自身免疫应答,导致自身免疫性疾病。

2. 自身抗原的改变　理化、药物等因素使自身抗原发生改变,从而产生针对改变的自身抗原的自身抗体和 T 细胞,引起自身免疫性疾病。

3. 分子模拟(molecular mimicry)　某些微生物与人体细胞或细胞外成分有相同或类似的抗原表位,在感染人体后激发的针对微生物抗原的免疫应答也能攻击含有类似表位的人体细胞或细胞外成分,从而致病。

4. 表位扩展(epitope spreading)　免疫系统在对自身抗原或病原体的持续应答过程中,诱发应答的抗原表位数目不断增加,从优势表位增加至隐蔽表位的现象称为表位扩展。而针对自身抗原隐蔽表位的免疫细胞克隆可能未经历在骨髓或胸腺中的阴性选择,成为逃逸到外周的自身反应性淋巴细胞克隆。

（二）免疫系统方面的因素

（1）自身反应性淋巴细胞清除异常。

（2）MHCⅡ类分子的异常表达。

（3）免疫忽视（immunological ignorance）的打破，免疫忽视是指免疫系统对低水平抗原或低亲和力抗原不发生免疫应答的现象。多种因素可打破机体对自身抗原的免疫忽视。

（4）淋巴细胞异常活化。

（5）活化诱导的细胞死亡障碍。

（6）调节性 T 细胞功能异常。

（三）遗传因素

（1）HLA 基因

1）自身免疫性疾病与 HLA 基因相关联：如 HLA-DR3 与重症肌无力、SLE、IDDM 等相关联；HLA-DR4 与类风湿性关节炎、IDDM、寻常性天疱疮关联；HLA-B27 和强直性脊柱炎相关联。

2）HLA 与自身免疫性疾病易感性可能机制：①影响胸腺选择机制；②影响抗原提呈作用。

（2）非 HLA 基因。

（四）其他因素

1. 性别　一些自身免疫性疾病的易感性和性激素相关。

2. 年龄　自身免疫性疾病多发生于老年人。

四、防治原则

（一）去除引起免疫耐受异常的因素

（1）预防和控制微生物感染。

（2）谨慎使用能引发自身免疫性疾病的药物。

（二）抑制对自身抗原的免疫应答

（1）应用免疫抑制剂，如环孢素、他克莫司等。

（2）应用抗细胞因子及其受体的抗体或阻断剂。

（3）应用抗免疫细胞表面分子抗体。

（4）应用单价抗原或表位肽。

（5）手术，如脾脏切除。

（三）重建对自身抗原的特异性免疫耐受

（1）口服自身抗原诱导免疫耐受。

（2）模拟胸腺阴性选择诱导免疫耐受。

【双 语 词 汇】

autoimmunity　自身免疫

autoimmune disease，AID　自身免疫性疾病

autoreactive T lymphocyte　自身反应性 T 淋巴细胞

autoantibody　自身抗体

autoantigen　自身抗原

Graves disease　Graves 病，毒性弥漫性甲状腺肿

insulin-dependent diabetes mellitus，IDDM　胰岛素依赖型糖尿病

systemic lupus erythematosus，SLE　系统性红斑狼疮

rheumatoid arthritis，RA　类风湿性关节炎

molecular mimicry　分子模拟

epitope spreading　表位扩展

immunological ignorance　免疫忽视

【习题与测试】

一、判断题（正确填"T"，错误填"F"。）

1. 自身免疫一定会引起自身免疫性疾病。（　　）

2. 自身免疫是机体免疫系统对自身成分所发生的免疫应答，其发生对机体不利。（　　）

3. 自身免疫病患者血液中可测到高效价的自身抗体和（或）自身反应性 T 细胞。（　　）

4. SLE 是一种器官特异性自身免疫性疾病。（　　）

5. 自身免疫性疾病是由自身抗体和（或）自身反应性 T 细胞介导的对自身抗原发生免疫应答引起的，免疫损伤机制与Ⅱ、Ⅲ、Ⅳ型超敏反应相关。（　　）

6. IDDM 是由自身反应性 T 淋巴细胞引起的自身免疫性疾病。（　　）

7. 优势表位是指在初始接触免疫系统时刺激免疫应答的表位。（　　）

8. 类风湿因子就是抗原性发生变化的自身 IgG。（　　）

9. SLE 患者体内存在有大量的抗 DNA 自身抗体和抗组蛋白自身抗体。（　　）

10. 抗 TNF 单克隆抗体对类风湿性关节炎有明确的疗效。（　　）

二、单项选择题

（一）A1 型题

1. 关于自身耐受与自身免疫和 AID 的叙述，下列哪项是正确的

A. 淋巴细胞经克隆清除产生自身免疫

B. 淋巴细胞逃避克隆清除形成自身耐受

C. 自身免疫的发生是由于自身耐受的终止或破坏

D. 维持导致自身耐受破坏的因素，有利于 AID

的防治

E. 以上都不是

2. 有关自身免疫正确的是

A. 机体对自身抗原不应答

B. 产生自身抗体和（或）自身反应性 T 细胞

C. 导致组织损伤并引起临床症状

D. 是对机体有害的免疫应答

E. 健康个体不出现

3. 关于自身抗体的叙述，下列哪项是正确的

A. 可存在于健康人血清中

B. 自身免疫病人血清中才可检出

C. 通过 I 型超敏反应导致组织损伤

D. 为器官特异性

E. 均为 IgM 抗体

4. 下列哪项属器官特异性自身免疫病

A. 系统性红斑狼疮　　　B. 类风湿性关节炎

C. 重症肌无力　　　　　D. 胆囊炎

E. 支气管哮喘

5. 系统性红斑狼疮的发生机制主要是

A. I 型超敏反应　　　　B. II 型超敏反应

C. III 型超敏反应　　　　D. IV 型超敏反应

E. 以上都不是

6. 由 IV 型超敏反应引起的自身免疫性疾病是

A. 自身免疫性溶血性贫血

B. 毒性弥漫性甲状腺肿

C. 重症肌无力

D. 系统性红斑狼疮

E. 胰岛素依赖型糖尿病

7. 关于自身免疫病诱发因素的错误说法是

A. 外伤不能引发自身免疫病

B. 自身免疫病具有遗传倾向

C. 性别和年龄与自身免疫性疾病相关

D. 某些药物可引起自身免疫病的发生

E. 病原体感染可诱发自身免疫病

8. 刺激机体产生类风湿因子的抗原是

A. 变性 IgG　　　　　　B. 变性 IgM

C. 变性 IgA　　　　　　D. 变性 IgE

E. 变性 IgD

9. 影响自身免疫病发生的因素不包括

A. 年龄和性别　　　　　B. 体重和身高

C. 免疫系统功能　　　　D. 激素的影响

E. 遗传因素

10. 不属于隐蔽抗原的是

A. 精子　　　　　　　　B. 组织相容性抗原

C. 脑组织　　　　　　　D. 睾丸

E. 眼晶状体

11. 风湿性心脏病的发病机制主要与下列哪一项

有关

A. 免疫隔离部位抗原的释放

B. 分子模拟

C. 表位扩展

D. 免疫忽视的打破

E. 自身抗原的改变

12. 下列哪项不能用于治疗自身免疫病

A. 抗 MHC II 类抗体

B. 抗 CD4 抗体

C. 用 CKs 治疗调整 Th1/Th2 应答

D. 左旋咪唑

E. 口服自身抗原诱导免疫耐受

（二）A2 型题

1. 患者，女性，40 岁，农民，因面部红斑、低热消瘦、面色苍白进行性加重两月余；呼吸困难、皮肤紫癜、黑便十余天入院。患者于病初即有面部红斑和全身多个关节僵硬、疼痛症状，并伴有间断性不规则低热。查体：T 37.8℃，R 30 次/分，P 108 次/分，患者呈消瘦、贫血貌，一般情况较差，面部有蝶形红斑，四肢皮肤可见散在紫癜。颈静脉轻度怒张，叩诊心界向两侧扩大，心音低。两肺呼吸音明显降低，但无明显啰音。腹部平软，肝肋下未及，脾肋下一指。实验室检查：红细胞 $2.1×10^{12}$/L，白细胞 $2.2×10^9$/L，血小板 $5×10^9$/L；血沉 85mm/h（正常值 0～15mm/h）；尿蛋白+++，尿红细胞+；大便隐血。血生化提示肝功能轻度异常，心肌严重损害，肾功能不全。免疫学检查：抗核抗体（+），滴度 1：320（参考值<1：160）；SSA（+）；抗 Sm 抗体（+）。该患者最可能的诊断是

A. 强直性脊柱炎　　　　B. 类风湿性关节炎

C. 风湿性关节炎　　　　D. 系统性硬化症

E. 系统性红斑狼疮

2. 患者，女性，45 岁，双手和膝关节肿痛伴晨僵 1 年。体检：肘部可及皮下结节，质硬，无触痛。RF 高，ASO 正常。诊断首先考虑为

A. 系统性硬化症　　　　B. 骨关节炎

C. 痛风　　　　　　　　D. 类风湿性关节炎

E. 风湿性关节炎

（三）B 型题

（1～4 题共用备选答案）

A. 免疫隔离部位抗原释放

B. 自身抗原改变

C. 分子模拟

D. 表位扩展

E. 打破免疫忽视

1. 柯萨奇病毒感染引发糖尿病的机制是

2. 外伤引起的交感性眼炎的机制是
3. 细菌超抗原引发 AID 可能相关因素是
4. 肺炎支原体感染后引起红细胞破坏的机制是
（5～8 题共用备选答案）
A. 抗胰岛细胞抗体
B. 抗胰岛素受体抗体
C. 抗促甲状腺素受体抗体
D. 抗乙酰胆碱受体抗体
E. 抗内因子抗体
5. 与恶性贫血有关的是
6. 与 Graves 病有关的是
7. 与 IDDM 有关的是
8. 与重症肌无力有关的是

三、多项选择题

1. 下列引起自身免疫病免疫损伤的是
A. 自身抗体引起细胞破坏
B. 细胞表面受体的自身抗体
C. 细胞外成分的自身抗体
D. 自身抗体形成免疫复合物
E. 自身反应性 T 淋巴细胞
2. 自身免疫病治疗方法包括
A. 预防和控制微生物感染
B. 应用免疫抑制剂
C. 应用细胞因子抗体
D. 应用细胞因子受体阻断剂
E. 口服自身抗原诱导免疫耐受
3. 下列打破免疫忽视导致自身免疫病发生的因素有
A. 链球菌感染　　　 B. 多克隆激活剂
C. 协调刺激因子　　　 D. 细胞因子
E. 细菌超抗原
4. 病毒感染可通过哪些途径引起自身免疫或自身免疫病
A. 分子模拟

B. 打破免疫忽视
C. 增强 MHC 分子表达
D. 引起免疫调节功能紊乱
E. 改变自身抗原
5. 与 AID 相关的非 HLA 基因有
A. 固有免疫相关基因
B. 信号和转录因子基因
C. 细胞因子及受体基因
D. 淋巴细胞调控基因
E. 补体基因

【参 考 答 案】

一、判断题

1. F	2. F	3. T	4. F	5. T
6. T	7. T	8. F	9. T	10. T

二、单项选择题

（一）**A1 型题**

1. C	2. B	3. A	4. C	5. C
6. E	7. A	8. A	9. B	10. B
11. B	12. D			

（二）**A2 型题**

1. E	2. D

（三）**B 型题**

1. C	2. A	3. E	4. C	5. E
6. C	7. A	8. D		

三、多项选择题

1. ABCDE	2. ABCDE	3. BCE
4. ABCDE	5. ABCDE	

（罗　佳　马碧书）

第十七章　免疫缺陷病

【学习要求】

1. **掌握**　免疫缺陷病的概念和特点；
2. **熟悉**　免疫缺陷病的分类；
3. **了解**　免疫缺陷病的主要临床特点；常见的免疫缺陷病。

【内容提要】

一、概述

(一)免疫缺陷病(immunodeficiency disease, IDD)

指机体免疫器官、免疫细胞、免疫分子等免疫系统中的一个或多个成分缺陷或相应功能缺失而导致机体免疫功能障碍，由此所引起的一类疾病称免疫缺陷病。

(二)免疫缺陷病的分类

1. 根据发病原因　分为原发性免疫缺陷病和继发性免疫缺陷病。

2. 根据缺陷所涉及的免疫成分　分为体液免疫缺陷、细胞免疫缺陷、联合免疫缺陷、吞噬细胞缺陷和补体缺陷等。

(三)免疫缺陷病主要临床特点

因为免疫功能障碍，患者出现易感染、恶性肿瘤高发和常伴发自身免疫病的临床特点，其中原发性免疫缺陷病多有遗传倾向，患者常在婴幼儿时期就发病。

二、原发性免疫缺陷病(primary immunodeficiency disease, PIDD)

因为机体的免疫系统先天性发育障碍，导致免疫功能不全所引起的一类疾病，又称先天性免疫缺陷病，是一组少见病，临床多见于婴幼儿，其中抗体缺陷最多见，联合免疫缺陷次之，补体缺陷最少见。

(一)原发性体液免疫缺陷病

1. X连锁无(低)丙种球蛋白血症　由Bruton于1952年发现，又称Bruton无丙种球蛋白血症，是人类最先认知的原发性免疫缺陷病，属X性染色体隐性遗传，仅发生于男性婴幼儿，由表型正常的母亲携带致病基因传给儿子。因为Bruton酪氨酸激酶(Btk)基因缺陷，患者的Btk表达缺陷或无活性，致使B细胞分化成熟障碍，表现为体液免疫缺陷，但细胞免疫功能正常，常发生反复、持久的化脓性细菌感染，对胞内感染病原体有抵抗力。

2. 选择性IgA缺陷病　具体缺陷基因尚不清楚，患者血清IgA和sIgA含量低，IgM和IgG水平正常或略高，细胞免疫功能正常，大多数无临床症状或仅表现为呼吸道等部位的反复轻度感染。

3. X连锁高IgM综合征　约70%因X性连锁隐性遗传，少数为常染色体显性或隐性遗传，因此患者多为男性。其CD40L基因突变，使T细胞膜上无CD40L表达，导致B细胞增殖和Ig类别转换障碍。患者不能产生IgG、IgA、IgE，但IgM增高，有时伴IgD也增高，易发生胞外菌感染。

(二)原发性细胞免疫缺陷病

T细胞免疫缺陷可间接影响单核巨噬细胞和B细胞功能，患者除了细胞免疫缺陷外，还表现出体液免疫缺陷。

1. 先天性胸腺发育不良　导致DiGeorge综合征，多因22号染色体某些区域的微缺失。患者胸腺、甲状旁腺、心血管、唇、耳等发育不全，缺乏T细胞免疫应答，用特异性TD抗原刺激后，机体不能产生相应抗体。

2. 原发性CD4$^+$T细胞缺乏症　和HIV感染无关，基因突变部位尚不清楚。患者有严重、持久的CD4$^+$T细胞减少，引起细胞免疫功能缺陷。

(三)联合免疫缺陷病(combined immunodeficiency disease, CID)

T细胞、B细胞均缺乏或功能紊乱，其临床表现和发病机制较为复杂。

1. 重症联合免疫缺陷病(severe combined immunodeficiency disease, SCID)　包括多种病因不同的疾病，但临床表现有某些共同特征，免疫缺陷严重，如果不予以治疗，通常患儿在1~2岁内死亡。

(1) X连锁重症联合免疫缺陷病(X-linked SCID, XSCID)：X性连锁隐性遗传，因为IL-2Rγ

链基因突变，使 T 细胞发育停滞，B 细胞、NK 细胞发育障碍。

（2）伴有酶缺陷的联合免疫缺陷病：常染色体隐性遗传，基因缺陷导致核苷代谢障碍，因毒性代谢产物蓄积，使早期 T 细胞、B 细胞停止分化发育。

2. 毛细血管扩张性共济失调综合征。

3. 伴湿疹血小板减少的免疫缺陷病。

（四）补体系统缺陷病

大多数属于常染色体隐性遗传，少数为常染色体显性遗传和 X 连锁隐性遗传，包括补体固有成分缺陷、补体调节分子缺陷、补体受体缺陷，即补体系统中的任何成分缺陷均可引起补体系统缺陷病。

（五）吞噬细胞缺陷病

如慢性肉芽肿病、白细胞黏附缺陷症、原发性吞噬细胞异常等。

三、继发性免疫缺陷病（secondary immunodeficiency disease，SIDD）

由于后天某种原因导致免疫功能障碍所引起的一类疾病的总称，又称获得性免疫缺陷病。无特征性病理变化，可见于各年龄组人群，发病率远高于原发性免疫缺陷病。

（一）诱发获得性免疫缺陷病的因素

1. 非感染因素 因手术、创伤、放射、药物等理化因素导致免疫系统损伤；恶性肿瘤、营养不良、长期使用免疫抑制剂和某些抗生素；继发于遗传病或自身免疫病等多种疾病。

2. 感染因素 病毒、细菌和寄生虫等引起的感染均可导致机体免疫功能低下。

（二）获得性免疫缺陷综合征（AIDS）

因人类免疫缺陷病毒（HIV）感染导致，简称艾滋病，传染源主要是 HIV 携带者和 AIDS 患者，传播途径主要包括性传播、血源性传播、母婴垂直传播。

HIV 属于反转录病毒，分为 HIV-1 和 HIV-2 两型，HIV-1 最常见。HIV 主要侵犯、破坏感染者的 $CD4^+T$ 细胞，导致 $CD4^+T$ 细胞数量逐渐减少，CD4/CD8 比值降低甚至倒置，由于 $CD4^+T$ 细胞在细胞免疫应答和体液免疫应答中的核心作用，机体日益表现出严重的细胞免疫和体液免疫功能障碍。HIV 也侵犯其他表达 CD4 分子的细胞，如单核/巨噬细胞、树突状细胞和神经胶质细胞等。

被 HIV 感染后，机体可以出现相应免疫应答，并发挥抗病毒作用，但随着免疫系统被 HIV 进行性破坏，再加上 HIV 的免疫逃逸机制，使机体不能阻止疾病的进展，最终导致免疫系统被全面破坏。

四、免疫缺陷病的实验室检查

实验室检查结果是诊断 IDD 的重要依据，通常开展如下检查：常规血液学检查、免疫学检查、活体组织检查、基因检测。

五、免疫缺陷病的治疗原则

包括免疫重建（如骨髓移植、胸腺移植）、基因治疗、替补治疗（输入免疫球蛋白、细胞因子或免疫细胞）、抗感染等。

【双 语 词 汇】

immunodeficiency disease, IDD　免疫缺陷病
primary immunodeficiency disease, PIDD　原发性免疫缺陷病
secondary immunodeficiency disease, SIDD　继发性免疫缺陷病
acquired immunodeficiency syndrome, AIDS　获得性免疫缺陷综合征
human immunodeficiency virus, HIV　人类免疫缺陷病毒

【习题与测试】

一、判断题（正确填"T"，错误填"F"。）

1. 根据发病原因可将免疫缺陷病分为原发性免疫缺陷病和继发性免疫缺陷病两类。（　　　）
2. 免疫缺陷病是免疫系统中任何一个成分的缺失或功能不全而导致免疫功能障碍所引起的疾病。（　　　）
3. HIV 主要侵犯、破坏宿主的 $CD4^+T$ 细胞，所以 AIDS 患者的体液免疫功能是正常的。（　　　）
4. 原发性免疫缺陷病比继发性免疫缺陷病更常见。（　　　）
5. 免疫缺陷病患者的免疫功能障碍，因此恶性肿瘤发生率增高。（　　　）
6. 原发性免疫缺陷病中，补体系统的缺陷很多见。（　　　）
7. 重症联合免疫缺陷病包括多种病因不同的疾病，但具有某些共同的临床特征。（　　　）

8. 容易发生微生物的反复感染是免疫缺陷病的主要特征。（　　）

9. 补体系统中的任何成分缺陷均可引起补体系统缺陷病。（　　）

10. 原发性联合免疫缺陷病表现为 T 细胞、B 细胞均缺乏或功能紊乱。（　　）

二、单项选择题

（一）A1 型题

1. DiGeoge 综合征的病因是

A. 先天性补体缺陷

B. 先天性白细胞缺陷

C. 先天性吞噬细胞缺陷

D. 先天性胸腺发育不良

E. 先天性骨髓发育不良

2. 与 X 连锁无（低）丙种球蛋白血症不符的是

A. 只在男性患儿发病

B. 患儿血清 Ig 水平很低

C. 患儿 T 细胞数较低

D. 常发生化脓性感染

E. 又称 Bruton 无丙种球蛋白血症

3. 采用胚胎胸腺移植治疗有效的是

A. X 连锁无（低）丙种球蛋白血症

B. DiGeorge 综合征

C. 选择性 IgA 缺乏症

D. Bruton 无丙种球蛋白血症

E. 慢性肉芽肿病

4. 下列不属于原发性免疫缺陷病共同特点的是

A. 反复感染　　　B. 常患心血管疾病

C. 好发恶性肿瘤　D. 多伴有自身免疫性疾病

E. 多有遗传倾向

5. AIDS 属于

A. 原发性免疫缺陷　B. 继发性免疫缺陷

C. 联合免疫缺陷　　D. 体液免疫缺陷

E. 吞噬细胞缺陷

6. 关于 AIDS 的传播途径，错误的是

A. 血液制品输入　B. 手术污染

C. 母婴传播　　　　D. 日常接触

E. 性接触

7. IL-2Rγ 基因缺陷引起

A. 遗传性血管神经性水肿

B. X 连锁无（低）丙种球蛋白血症

C. X 连锁重症联合免疫缺陷病

D. 先天性胸腺发育不全

E. 补体系统缺陷病

8. 接种麻疹减毒活疫苗后,可使接种者发生全身感染的原因是

A. B 细胞缺陷　　　　B. T 细胞缺陷

C. 补体固有成分缺陷　D. 吞噬细胞缺陷

E. 补体受体缺陷

9. HIV 感染机体后，攻击的主要靶细胞是

A. B 细胞　　　　　B. $CD8^+T$ 细胞

C. NK 细胞　　　　D. $CD4^+T$ 细胞

E. 神经元细胞

10. 在原发性免疫缺陷病中，最常见的是

A. 体液免疫缺陷　　　B. 细胞免疫缺陷

C. 联合免疫缺陷　　　D. 吞噬细胞缺陷

E. 补体系统缺陷

（二）A2 型题

1. 一名血友病患者接受血液制品治疗后,体重明显减轻，抗 HIV 抗体阳性，$CD4^+$ T 细胞减少，最可能的诊断是

A. 急性白血病　　　B. 自身免疫性溶血性贫血

C. AIDS　　　　　　D. 再生障碍性贫血

E. 重症肝炎

2. 六月龄男婴，出生接种卡介苗后，引起全身反应，后多次进行结核菌素实验，结果均为阴性，近三个月来频繁出现上呼吸道感染和腹泻，检测各类免疫球蛋白量均低于正常值，X 线胸片显示胸腺影缺如，可能的诊断是

A. X 连锁无（低）丙种球蛋白血症

B. 补体系统缺陷病

C. 肺结核

D. 吞噬细胞缺陷病

E. 先天性胸腺发育不良

（三）B 型题

（1～2 题共用备选答案）

A. 体液免疫缺陷，细胞免疫正常

B. 体液免疫正常，细胞免疫缺陷

C. 体液免疫和细胞免疫均缺陷

D. 补体系统缺陷

E. 吞噬细胞缺陷

1. 选择性 IgA 缺陷病表现为

2. AIDS 的免疫缺陷属于

三、多项选择题

1. 免疫缺陷症的一般临床特点包括

A. 易发恶性肿瘤　　　　B. 补体水平增高

C. 常伴发自身免疫性疾病　D. 反复感染

E. 补体水平降低

2. ADIS 的传播方式包括

A. 呼吸道传播　　　　　B. 血液传播

C. 消化道传播　　　　　D. 性接触传播

E. 母婴垂直传播

3. 引起继发性免疫缺陷的因素有
A. 营养不良　　　B. 使用了免疫抑制剂
C. 恶性肿瘤　　　D. 病毒感染
E. 放射性损伤
4. 免疫缺陷病包括
A. 体液免疫缺陷　　B. 细胞免疫缺陷
C. 联合免疫缺陷　　D. 吞噬细胞缺陷
E. 补体系统缺陷
5. 免疫缺陷病的治疗原则是
A. 基因治疗　　　B. 补充免疫细胞
C. 抗感染　　　　D. 骨髓移植
E. 注射免疫球蛋白
6. 细胞免疫功能正常的免疫缺陷病有
A. X 连锁无（低）丙种球蛋白血症
B. 先天性胸腺发育不良
C. 选择性 IgA 缺陷病
D. 原发性 CD4$^+$ T 细胞缺乏症
E. X 连锁重症联合免疫缺陷病

【参 考 答 案】

一、判断题
1. T　　2. T　　3. F　　4. F　　5. T
6. F　　7. T　　8. T　　9. T　　10. T

二、单项选择题

（一）A1 型题
1. D　　2. C　　3. B　　4. B　　5. B
6. D　　7. C　　8. B　　9. D　　10. A

（二）A2 型题
1. C　　2. E

（三）B 型题
1. A　　2. C

三、多项选择题
1. ACD　　　2. BDE　　　3. ABCDE
4. ABCDE　　5. ABCDE　　6. AC

（孙　玲）

第十八章　肿瘤免疫学

【学习要求】

1. 掌握　肿瘤抗原、肿瘤特异性抗原和肿瘤相关性抗原的概念；机体抗肿瘤的细胞免疫和体液免疫机制；肿瘤免疫逃逸机制；

2. 熟悉　肿瘤抗原分类及不同肿瘤抗原的特点；机体抗肿瘤的非特异性免疫应答机制；

3. 了解　肿瘤的免疫诊断和免疫防治原则。

【内容提要】

一、基本概念

1. 肿瘤免疫学（tumor immunology）　研究肿瘤免疫原性，肿瘤的免疫逃逸机制，机体免疫状态与肿瘤发生发展相互关系及其抗肿瘤免疫效应机制，肿瘤的免疫诊断和免疫防治内容的学科。

2. 肿瘤抗原（tumor antigen）　泛指在肿瘤发生、发展过程中新出现或过度表达的抗原物质。

二、分类

1. 据特异性，分为

（1）肿瘤特异性抗原（tumor specific antigen, TSA）：仅表达于肿瘤细胞表面而不存在于正常组织细胞的新抗原。

（2）肿瘤相关性抗原（tumor associated antigen, TAA）：并非肿瘤细胞特有、正常组织或细胞也可表达的抗原物质，但其含量在细胞癌变时明显增高。

2. 据产生机制，分为

（1）理化因素诱生的肿瘤抗原。

（2）病毒诱生的抗原。

（3）自发性肿瘤抗原。

（4）胚胎抗原。

三、免疫监视与肿瘤的免疫逃逸

1. 免疫监视（immune surveillance）

（1）免疫监视与肿瘤发生。

（2）肿瘤干细胞。

2. 肿瘤的免疫逃逸

（1）缺乏激发机体免疫应答所必需的成分：①肿瘤抗原的免疫原性弱及抗原调变（antigen modulation）；②MHC 分子表达异常；③肿瘤细胞表面"抗原覆盖"或被"封闭"；④肿瘤抗原加工、处理和提呈障碍；⑤肿瘤细胞共刺激分子表达异常。

（2）肿瘤细胞"漏逸"（sneaking through）。

（3）肿瘤抗原诱导免疫耐受。

（4）肿瘤细胞抗凋亡或诱导免疫细胞凋亡。

（5）T 细胞表达免疫相关分子或胞内信号转导分子异常。

（6）肿瘤细胞分泌免疫抑制性因子。

四、机体抗肿瘤的免疫学效应机制

1. 固有免疫

（1）激活补体 MBL 途径，溶解肿瘤细胞。

（2）NK 细胞非特异性杀瘤作用。

（3）巨噬细胞的杀瘤效应。

（4）γδT 细胞的杀瘤效应。

2. 适应性免疫

（1）细胞免疫

1）CD8$^+$T 细胞（CTL 细胞）：主要效应细胞，机制参见第十一章。

2）CD4$^+$Th1 细胞：①辅助 CTL 激活；②分泌细胞因子，直接抗肿瘤；③CD4$^+$CTL 细胞特异性杀伤肿瘤细胞。

（2）体液免疫：具有二重性，某些情况下，增强抗体反而能干扰细胞免疫对肿瘤的杀伤作用，促进肿瘤生长。

1）补体系统的溶细胞效应。

2）ADCC 效应。

3）抗体的免疫调理作用。

4）抗体的封闭作用。

5）抗体干扰肿瘤细胞的黏附特性。

五、肿瘤的免疫诊断和免疫治疗

1. 免疫诊断

（1）肿瘤标志物的检测及临床意义

1）常规检测的肿瘤标志物主要有 AFP（辅助诊断原发性肝癌）、CEA（辅助诊断某些消化性肿瘤）、血清前列腺酸性磷酸酶（PAP）和前列腺特异性抗原（PSA）（辅助诊断前列腺癌，但特异性不高而未被普遍应用）、糖类抗原（CA）（辅助诊断胰腺癌）等。

2）常用的检测方法包括生物化学方法和免疫学方法（如：酶联免疫吸附试验 ELISA、免疫电泳法、放免法、免疫荧光法）。随着分子生物学技术的发展，应用聚合酶链反应（PCR）、原位杂交等技术，可用于测定癌基因、抑癌基因、端粒酶及细胞因子基因；应用抗肿瘤单克隆抗体与同位素结合物的体内示踪技术，有助于对肿瘤进行早期诊断和定位。

3）肿瘤标志物的联合检测：由于肿瘤生物学特性十分复杂，且表达的肿瘤抗原呈现多态性，单靠某一种标志物的测定难以做出对肿瘤的确切诊断。联合应用多种标志物，可减少因不同标志物在不同个体内表达量差异大造成的漏检。如在非小细胞肺癌的诊断方面，脂磷壁酸与癌胚抗原；恶性肿瘤相关物质群、癌胚抗原和细胞角质蛋白 19 片段抗原 21-1 等的联合检测，可使非小细胞肺癌检出的敏感性提高，由单独检测 LTA 的 70% 左右增加到 90% 以上。

4）肿瘤标志物免疫测定的意义：早期普查；肿瘤诊断；监测病情。

（2）肿瘤患者免疫状态的检测及临床意义：肿瘤患者机体的细胞免疫水平，对评价手术、化疗效果和判断肿瘤预后有重要价值。如，白血病缓解期发生免疫功能骤降者，预示有复发的可能。评估指标包括植物凝集素、结核菌素试验等皮肤试验，外周血 T 细胞及其亚群、NK 细胞和吞噬细胞等功能的检测，血清中抗体、补体及细胞因子 IL-2、TNF、IFN 的水平等。

2. 免疫治疗

（1）主动免疫治疗：

1）非特异性主动免疫治疗：卡介苗（BCG）、短小棒状杆菌、酵母多糖、香菇多糖和左旋咪唑等免疫佐剂，可非特异性刺激机体免疫系统，强化抗肿瘤免疫效应。

2）特异性主动免疫治疗（specific active immunotherapy, SAIT）：应用肿瘤抗原或模拟肿瘤抗原制成的肿瘤疫苗刺激机体免疫系统，可激发或增强机体抗肿瘤的特异性免疫应答，阻止肿瘤生长、扩散和复发。其治疗基础是增强肿瘤细胞的免疫原性，使患者免疫系统产生针对肿瘤细胞抗原更强的抗肿瘤免疫应答效应。

（2）被动免疫治疗：给机体输注外源性的免疫效应物质在患者体内发挥抗肿瘤作用。

1）肿瘤的抗体靶向治疗：将化疗药物、毒素、放射性核素、酶等细胞毒性物质与抗肿瘤的单克隆抗体（mAb）偶联，以 mAb 为载体将细胞毒性物质携带至肿瘤灶，发挥杀瘤作用。

2）过继免疫治疗：将体外诱导激活和扩增的自体或异体抗瘤效应细胞输注给患者，直接杀伤肿瘤或激发患者机体抗肿瘤免疫效应，以达到治疗和预防复发的目的。如，IL-2 激活的 LAK 细胞（淋巴因子激活的杀伤细胞）。

3）细胞因子治疗：IL-2、CSF、IFN 等具有直接或间接的杀瘤效应，故细胞因子治疗成为肿瘤免疫治疗的主要方案之一。

（3）基因治疗：应用适当载体将相关基因导入肿瘤细胞或效应细胞内，借助外源基因及其产物的效应，抑制肿瘤细胞生长或直接杀伤肿瘤。如，免疫相关基因治疗，反义技术，核酶技术，肿瘤化疗药物前体酶基因治疗和提高造血干细胞对化疗药物的耐药性等。

【双语词汇】

tumor　肿瘤
tumor specific antigen，TSA　肿瘤特异性抗原
tumor associated antigen，TAA　肿瘤相关性抗原
melanoma associated rejection antigen，MARA 黑色素瘤相关排斥抗原
fetal antigen　胚胎抗原
alpha-fetoprotein，AFP　甲胎蛋白
carcinoembryonic antigen，CEA　癌胚抗原
antigen modulation　抗原调变
enhancing antibody　增强抗体
tumor marker　肿瘤标志物

【习题与测试】

一、判断题（正确填"T"，错误填"F"。）

1. 肿瘤抗原是特指在肿瘤发生、发展过程中出现在肿瘤组织细胞上过度表达的抗原。（　　）

2. TAA 是指非肿瘤细胞所特有、正常组织或细胞也可表达的抗原。（　　）

3. 甲胎蛋白可作为肺癌的早期筛查的重要指标。（　　）

4. 癌胚抗原高于正常值可提示消化道肿瘤的发生。（　　）

5. 肿瘤细胞可表达正常组织细胞幼稚阶段的某些分化抗原。（　　）

6. 免疫系统可通过免疫监视功能识清除突变的

细胞。（　　）

7. 调节性 T 细胞可促进肿瘤逃逸，清除肿瘤体内过多的调节性 T 细胞可抑制肿瘤生长。（　　）

8. 卡介苗可增强机体抗肿瘤免疫效应。（　　）

9. 先天性免疫缺陷、后天获得性免疫功能低下肿瘤发病率下降。（　　）

10. 迄今肿瘤的免疫治疗仅作为肿瘤的辅助治疗。（　　）

二、单项选择题

（一）A1 型题

1. 肿瘤特异性抗原

A. 是细胞癌变过程中过度表达的抗原物质

B. 非肿瘤细胞所特有，在正常细胞上也有微量表达

C. 是细胞癌变过程中出现的新抗原及过度表达的抗原物质的总称

D. 是仅存在于肿瘤细胞表面而不存在于正常细胞的抗原

E. 有明显的病毒特异性

2. 关于肿瘤免疫的描述，错误的是

A. 实验证实，某些肿瘤细胞表面存在肿瘤特异性抗原

B. 血清 CEA 升高有助于结肠癌的诊断

C. 人乳头瘤病毒感染与人宫颈癌发生有关

D. 血清抗 AFP 抗体水平升高可诊断为原发性肝癌

E. 抗 EB 病毒抗体阳性可辅助诊断鼻咽癌

3. 病毒诱发的肿瘤抗原的特点是

A. 同一种病毒诱发的肿瘤均表达相同的抗原

B. 同一种病毒诱发的肿瘤可表达不同的抗原

C. 由病毒基因编码，与病毒本身的抗原完全相同

D. 由病毒基因编码，与病毒本身的抗原完全不同

E. 抗原性弱，但特异性高

4. 下列哪一类不属于肿瘤的起源

A. 化学性　　B. 机械性　　C. 病毒性

D. 自发性　　E. 胚胎性

5. 机体抗肿瘤免疫的主要机制是

A. NK 细胞的非特异性杀瘤作用

B. 体液中非特异性免疫成分抗肿瘤作用

C. 细胞免疫

D. 体液免疫

E. LAK 细胞杀伤肿瘤细胞作用

6. 具有促进肿瘤生长作用的抗体是

A. 中和抗体　　　B. 封闭抗体

C. 增强抗体　　　D. 亲细胞抗体

E. 细胞毒性抗体

7. CD8$^+$CTL 杀伤肿瘤细胞的机制不包括

A. 分泌穿孔素溶解破坏肿瘤细胞

B. 分泌 TNF、IFN-γ 等细胞因子间接杀伤肿瘤细胞

C. 释放颗粒酶，介导肿瘤细胞溶解或凋亡

D. 通过 Fas/FasL 途径诱导肿瘤细胞凋亡

E. 通过 ADCC 效应杀伤肿瘤细胞

8. 可特异杀伤肿瘤细胞的是

A. NK 细胞　B. 巨噬细胞　C. CD8$^+$CTL

D. LAK 细胞　E. TCRγδ$^+$细胞

9. 抗体抗肿瘤的机制不包括

A. 补体系统的溶细胞效应

B. ADCC

C. 调理作用

D. 抗体封闭肿瘤细胞上的某些受体

E. 增强抗体的作用

10. 介导 ADCC 抗肿瘤免疫的抗体是

A. IgM　B. IgG　C. IgA　D. IgD　E. IgE

（二）A2 型题

1. 患者，男性，40 岁，体检发现肝脏 B 超显示占位性病变半年入院。查体：T 36.7℃，BP 128/85mmHg，R 16 次/min，既往有乙型肝炎病史。实验室检查：APF 1000μg/L，B 超示，肝脏右叶见一 3.5cm×5.5cm 的实质回声图像，余无特殊。该患者最可能的诊断是

A. 肝癌　　　　B. 肝脏血管瘤　　　　C. 肝脏囊肿

D. 肝囊虫病　E. 肝脓肿

2. 患者，男性，75 岁。体检发现 PSA 升高 4 年，无排尿困难、尿频、尿痛、无肉眼血尿、无腰痛、无腹痛，后随访观察，一月前查 PSA 8.17ng/mL，fPSA 1.23，F/P 0。入院体格检查：肛门指检，前列腺三度增生，质地中等，未触及结节，无触痛。实验室检查：PSA 12.17ng/mL；前列腺超声：前列腺增生伴结石；X 线示右肺占位性病变 2.0cm×3.5cm，性质待定。余无特殊。该患者最可能的诊断是

A. 膀胱癌　　　　　　　B. 前列腺重度增生

C. 前列腺癌　　　　　　D. 精原细胞瘤

E. 肺癌

（三）B 型题

（1～2 题共用备选答案）

A. 肿瘤特异性抗原　　B. 肿瘤相关抗原

C. 胚胎抗原　　　　　D. 甲胎蛋白抗原

E. 癌胚抗原

1. 仅表达于肿瘤细胞而不表达于正常细胞的抗原称为

2. 细胞癌变时大量表达于肿瘤细胞表面的胚胎

发育期有胚胎组织产生的正常成分称为
（3～4题共用备选答案）

A. NK 细胞杀瘤效应　　B. 巨噬细胞杀瘤效应
C. 补体的溶细胞作用　　D. γδT 细胞的杀瘤效应
E. CD8⁺CTL 的杀瘤效应

3. 机体抗肿瘤的第一道防线是
4. 机体抗肿瘤的主要效应是

三、多项选择题

1. 肿瘤相关抗原的特点是
A. 只存在于肿瘤细胞
B. 细胞癌变时含量明显增高
C. 有严格的肿瘤特异性
D. 可作为肿瘤标志物辅助临床诊断
E. 胚胎抗原属于肿瘤相关抗原

2. 机体抗肿瘤体液免疫的机制有
A. 补体系统的溶细胞效应
B. ADCC 效应
C. 抗体的调理作用
D. 抗体的封闭作用
E. 抗体干扰肿瘤细胞的黏附特性

3. 肿瘤的免疫逃逸机制有
A. 肿瘤抗原的免疫原性弱
B. MHC Ⅰ 类分子表达低下或缺失
C. 肿瘤抗原诱导免疫耐受
D. 肿瘤细胞共刺激分子表达增强
E. 肿瘤细胞分泌免疫抑制性因子

4. 可能由 EB 病毒引发的肿瘤是
A. 宫颈癌　　　　　　　B. 原发性肝癌
C. Burkitt 淋巴瘤　　　D. 人 T 细胞白血病
E. 鼻咽癌

5. 参与机体抗肿瘤的第一道防线的免疫细胞有
A. αβT 细胞　　B. γδT 细胞　　C. NK 细胞
D. B 细胞　　　E. 巨噬细胞

【参 考 答 案】

一、判断题

1. F　　2. T　　3. F　　4. T　　5. T
6. T　　7. T　　8. T　　9. F　　10. T

二、单项选择题

（一）A1 型题
1. D　　2. D　　3. A　　4. B　　5. C
6. C　　7. E　　8. C　　9. E　　10. B
（二）A2 型题
1. A　　2. C
（三）B 型题
1. A　　2. E　　3. A　　4. E

三、多项选择题

1. BDE　　　2. ABCDE　　3. ABCE
4. CE　　　5. BCE

（罗凤医）

第十九章 移植免疫

【学习要求】

1. **掌握** 四种移植的基本概念;引起排斥的靶抗原——MHC 抗原和 mHC 抗原的概念及特点;直接识别和间接识别的基本概念;

2. **熟悉** 移植排斥反应的类型及发生机制;

3. **了解** 骨髓移植、异种移植和宿主抗移植反应（HVHR）及移植物抗宿主反应（GVHR）。

【内容提要】

一、移植

（一）概念

1. 器官/组织/细胞移植 以某一个体（或部位）的正常器官、组织或细胞置入另一个体（或部位），以维持和重建机体的生理功能的过程。被移植的器官、组织或细胞称为移植物。提供移植物的个体称为供者,接受移植物的个体称为受者或宿主。

2. 移植排斥反应 若供者和受者遗传背景存在差异,移植物通常会发生炎症反应和坏死。

（二）据移植物来源及供、受者间遗传背景的差异,移植分类如下（表 19-1）

二、同种异型抗原的提呈与识别机制

1. 诱导移植排斥反应的同种异型抗原

（1）MHC 抗原:引起强烈排斥反应。

（2）次要组织相容性抗原（mHC 抗原）:引起较弱排斥反应。

（3）其他同种异型抗原:组织特异性抗原、人 ABO 血型抗原。

2. 同种异型抗原的提呈与识别机制

（1）直接识别:指受者的同种反应性 T 细胞直接识别供者 APC 表面抗原肽-供者的同种异型 MHC 分子复合物,并产生免疫应答。

（2）间接识别:供者移植物的脱落细胞或 MHC 抗原经受者 APC 摄取、加工、处理,以供者 MHC 来源的抗原肽-受者 MHC 分子复合物的形式提呈给受者 T 细胞,使其识别并活化。

三、临床同种异基因移植排斥反应的类型

1. 宿主抗移植物反应（HVGR）

（1）宿主免疫系统对移植物发动攻击,导致移植物被排斥。

（2）见于实质器官（如心、肾、肝等）移植。

（3）类型（见表 19-2）。

表 19-1 移植的分类

移植类型	移植物来源	移植排斥反应	举例
自体移植	宿主本身	不产生	自身健康皮肤移植至烧伤部位
同基因移植	遗传基因与宿主完全相同的供者	一般不产生	同系纯种动物或单卵双生个体间的移植
同种异基因移植	同种、但遗传基因型有差异的另一个体	一般会产生	人与人之间的移植,移植物的基因型与受者不相同
异种移植	异种动物	一般会产生强烈反应	猪器官移植到人体

表 19-2 宿主抗移植物反应的类型

HVGR类型	作用时相	效应机制	病理变化
超急性排斥反应	与受者血管接通后数分钟或数小时内,也有发生在术后 24～48 小时内	受者体内预先存在的抗体（多为 IgM,如,抗供者 ABO 血型抗原/血小板抗原/HLA 抗原的抗体）与移植物细胞表面的抗原结合,从而激活补体	引起出血、水肿、血管内凝血和小动脉血栓,导致移植物急性坏死
急性排斥反应	移植术后数天至 1 月左右	细胞性排斥反应:CD4+ Th1 细胞介导迟发型超敏反应;CTL 直接杀伤表达同种异型抗原的移植物细胞	间质炎症水肿、血栓形成,内皮细胞肿胀增生、坏死,单核细胞浸润
		体液性排斥反应:后期,受者产生抗同种异型抗原的抗体和抗内皮细胞表面分子的抗体与抗原结合后,激活补体而损害移植物血管;通过 ADCC、调理作用杀伤和吞噬移植物细胞	
		非特异性杀伤作用和 ADCC 作用:激活的巨噬细胞和 NK 细胞	

续表

HVGR 类型	作用时相	效应机制	病理变化
慢性排斥反应	移植术后数周、数月甚至数年	免疫学机制：特异性抗体或细胞免疫损伤微血管内皮细胞；慢性迟发型超敏反应导致动脉血管内膜平滑肌细胞增生、间质纤维化 非免疫学机制：主要与术后出现缺血-再灌注损伤、免疫抑制药物的毒性作用及受者存在的并发病有关	血管内皮细胞增生，动脉管腔狭窄并逐渐纤维化

2. 移植物抗宿主反应（GVHR）

（1）由移植物中抗原特异性淋巴细胞识别宿主组织抗原所致的排斥反应。

（2）主要见于骨髓造血干细胞移植。

四、同种异基因移植排斥反应的防治

1. 基本原则

（1）供者与受者间 HLA 尽可能相符，以降低移植物抗原的免疫原性。

（2）抑制患者的免疫应答。

（3）诱导受者对移植物建立特异性免疫耐受。

2. 供者选择

（1）检测预存抗体。

（2）HLA 配型。

（3）预处理：清除移植物中的过客白细胞、清除受者体内预存抗体。

3. 免疫抑制治疗

（1）应用药物。

（2）移植后的免疫监测：①淋巴细胞亚群百分比和功能测定；②移植物浸润细胞的功能特征；③移植物内细胞因子表达水平。

五、诱导移植耐受

1. 移植耐受　受者免疫系统对同种异型移植抗原的特异性无应答，但对其他抗原的应答保持正常。

2. 策略　诱导同种异基因嵌合体；应用供者抗原主动诱导移植耐受；阻断共刺激通路诱导同种反应性 T 细胞；诱生及过继"耐受性 DC"。

【双 语 词 汇】

transplantation　移植
graft　移植物
donor　供者
recipient　受者
rejection response　排斥反应
autologous　自体
syngeneic　同基因的；同系的；同源的
allogeneic　同种异体；同种异系

xenogenic　异种的
minor histocompatibility antigen，mHC Ag　次要组织相容性抗原
passenger leukocyte　过客白细胞
host versus graft reaction，HVGR　宿主抗移植物反应
graft-versus host reaction，GVHR　移植物抗宿主反应
hyperacute　超急性的

【习题与测试】

一、判断题（正确填"T"，错误填"F"。）

1. 移植是将某一个个体（或部位）的细胞、组织或器官植入另一个体（或部位），以维持和重建机体生理功能的过程。（　　　）

2. "过客白细胞"指进行同种异型移植时，残留于移植物血管内的供者白细胞。（　　　）

3. 移植物来自同种，但遗传基因型有细微差异的供者，这样的移植称为同基因移植。（　　　）

4. 移植物来自宿主本身，这样的移植称为自体移植。（　　　）

5. 移植物来自异种动物，这样的移植称为异种移植。（　　　）

6. 人类 MHC 抗原由第 16 号常染色体短臂上一组紧密连锁的基因群所编码，广泛表达于机体所有有核细胞表面。（　　　）

7. 在同种异基因移植中，引起较弱排斥反应的抗原称为次要组织相容性抗原。（　　　）

8. 移植物抗宿主反应可分为超急性排斥反应、急性排斥反应和慢性排斥反应三种类型。（　　　）

9. 间接识别指受者 T 细胞识别供者 APC 表面的抗原肽-同种异型 MHC 分子复合物。（　　　）

10. 人类 ABO 血型抗原分布于红细胞、血管内皮细胞和肝、肾等组织细胞表面。（　　　）

二、单项选择题

（一）A1 型题

1. 异卵双生个体间的移植，称为

A. 同基因移植　　　　　　B. 同种同基因移植

C. 自体移植　　　　　　　D. 同种异基因移植

E. 异种移植

2. 关于主要组织相容性抗原，不正确的是

A. 是引起移植排斥反应的主要抗原

B. 仅存在于白细胞上，又称白细胞抗原（HLA）

C. 是由 MHC 编码的产物

D. 表达于机体有核细胞表面

E. 在随机人群中很难找到 HLA 基因型相同的供者和受者

3. 引起人类同种异基因移植排斥反应的主要抗原是

A. mHC 抗原　　　　B. HLA 抗原

C. 自身抗原　　　　D. 类属抗原

E. 超抗原

4. 超急排斥反应主要由

A. ABO 血型抗体引起

B. 移植物供血不足引起

C. 中性粒细胞浸润引起

D. DTH T 和 Tc 细胞引起

E. 增强抗体引起

5. 与急性移植排斥反应无关的效应细胞或分子是

A. 神经生长因子　　B. DC

C. $CD8^+$ T 细胞　　D. $CD4^+$ T 细胞

E. 补体系统

6. "过客白细胞"是指

A. 受者的 APC

B. 移植物中供者的 DC 和淋巴细胞

C. 受者的 DC 和淋巴细胞

D. 受者的 $CD4^+$ T 细胞

E. 受者的单核细胞

7. 关于移植物抗宿主反应，不正确的是

A. 移植物中具有足够的免疫细胞

B. 宿主处于免疫功能极度低下状态

C. 供受者的组织相容性抗原不同

D. 主要见于骨髓移植后

E. 主要见于肾脏移植后

8. 受者体内移植前已经预先存在的抗移植物血型抗体引发的排斥反应属于

A. 超急性排斥反应

B. 急性排斥反应

C. 急性细胞性排斥反应

D. 迟发型超敏反应

E. 慢性排斥反应

9. 同种异基因移植时，宿主抗移植物反应主要见于

A. 肾脏移植　　　　B. 脾脏移植

C. 胸腺移植　　　　D. 骨髓移植

E. 造血干细胞移植

10. 超急性排斥反应的特点是

A. 常见于受者在移植术前反复多次输血

B. 属于Ⅳ型超敏反应

C. 常见于造血干细胞移植后

D. 移植术后两周开始出现

E. 主要引起受者肠道黏膜剥落

（二）A2 型题

1. 患者，男性，45 岁，10 天前行肾移植手术，目前体温升高，肾功能降低，少尿，尿中白细胞增多。应高度怀疑

A. 超急性排斥反应　　B. 急性排斥反应

C. 慢性排斥反应　　　D. 迟发型超敏反应

E. 移植物抗宿主反应

2. 患者，女性，15 岁，骨髓移植 2 个月后出现肝脾肿大、高热、腹泻，应高度怀疑

A. 超急性排斥反应　　B. 急性排斥反应

C. 慢性排斥反应　　　D. 宿主抗移植物反应

E. 移植物抗宿主反应

（三）B 型题

（1～2 题共用备选答案）

A. 自体移植　　　　B. 同基因移植

C. 同种异基因移植　D. 异种移植

E. 同种同基因型移植

1. 基因型不同的人体间的移植是

2. 一般会引起非常强烈排斥反应的移植是

（3～4 题共用备选答案）

A. 超急性排斥反应　　B. 急性排斥反应

C. 慢性排斥反应　　　D. 超慢性排斥反应

E. 移植物抗宿主反应

3. 肾移植手术前多次输血的个体，术后容易发生哪种排斥反应

4. 移植造血干细胞后，容易发生哪种排斥反应

三、多项选择题

1. 参与同种异基因移植排斥反应的免疫细胞和免疫分子包括

A. $CD4^+$ T 细胞　　　　B. $CD8^+$ T 细胞

C. B 细胞　　　　　　D. 补体

E. 抗体

2. 由受者 T 细胞对供者 MHC 分子的直接识别而导致的排斥反应有哪些特点

A. 体内被激活的淋巴细胞克隆数极高

B. 引起慢性排斥反应

C. 反应较弱

D. 反应强烈

E. 免疫应答发生快

3. 根据移植物来源及供、受者间遗传背景的差异，可将移植分为

A. 自体移植　　　　　B. 同基因移植

C. 同种异基因移植　　D. 异种移植

E. 以上都不是

4. "过客白细胞"包括

A. 移植物中的供者 DC

B. 移植物中的供者 T 细胞

C. 移植物中的供者 B 细胞

D. 受者的中性粒细胞

E. 受者的淋巴细胞

5. 可引起同种异型移植排斥反应的抗原有

A. MHC 抗原　　　　　B. mHC 抗原

C. ABO 血型抗原　　　D. 类属抗原

E. 嗜异性抗原

【参 考 答 案】

一、判断题

1. T　　2. T　　3. F　　4. T　　5. T

6. F　　7. T　　8. T　　9. F　　10. T

二、单项选择题

（一）A1 型题

1. D　　2. B　　3. B　　4. A　　5. A

6. B　　7. E　　8. A　　9. A　　10. A

（二）A2 型题

1. B　　2. E

（三）B 型题

1. C　　2. D　　3. A　　4. E

三、多项选择题

1. ABCDE　　　2. ADE　　　3. ABCD

4. ABC　　　　5. ABC

（宣　群）

第二十章 免疫学检测技术及应用

【学 习 要 求】

1. 掌握 抗原-抗体反应的原理、E 玫瑰花结形成试验、淋巴细胞转化试验；

2. 熟悉 抗原-抗体反应的种类，酶联免疫吸附试验（ELISA）；

3. 了解 抗原-抗体反应的特点及影响因素，免疫细胞检测及功能测定，免疫分子检测。

一、抗原-抗体反应

1. 抗原-抗体反应 又称血清学反应，指抗原与相应的抗体在体内、外发生高度特异性的结合。其物质基础为抗原与相应抗体空间结构的互补性。

2. 影响抗原-抗体反应的因素 抗原和抗体的性质、电解质、酸碱度、温度。

3. 抗原-抗体反应的特点 特异性、比例性、可逆性、阶段性、可见性、敏感性。

二、种类及应用（图 20-1）

【内 容 提 要】

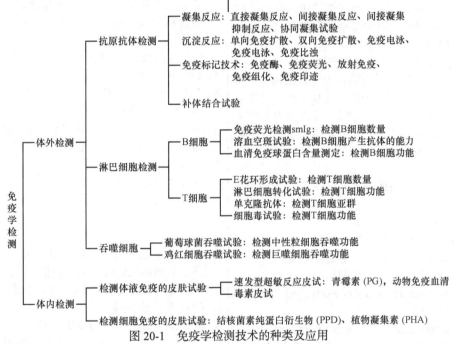

图 20-1 免疫学检测技术的种类及应用

三、重要概念

1. 凝集反应 细菌、红细胞等颗粒性抗原（凝集原）与相应抗体（凝集素）结合，或可溶性抗原（抗体）吸附于与免疫无关的载体形成致敏颗粒后再与相应抗体（抗原）结合在一定条件下出现肉眼可见的凝集物。

2. 协同凝集试验 人血清 IgG Fc 片段能与葡萄球菌 A 蛋白（staphylococcal protein A，SPA）结合，将已知特异性抗体 IgG 结合至 SPA，IgG Fab 片段暴露在金黄色葡萄球菌菌体表面，其与相应的特异性抗原结合，导致金黄色葡萄球菌凝集。

3. 沉淀反应 可溶性抗原如细菌滤液、组织浸出液、血清蛋白等与特异性抗体结合并在有电解质存在的情况下出现肉眼可见的沉淀物。

4. 免疫标记技术 指用荧光、酶、放射性核素或化学发光物等标记抗体或抗原，进行抗原抗体反应的检测技术。具有灵敏度高、快速、可定性、定量、定位等优点。

5. 酶联免疫吸附试验 将已知可溶性抗原或抗体吸附到固相载体表面，与相应的酶结合抗体或抗原在固相表面发生抗原抗体反应后，形成酶标记免疫复合物。加入酶反应的底物后，底物被酶催化成为有色产物，颜色深浅与相应抗体或抗原的量有关，由此可进行定性或定量分析。

6. E 玫瑰花结形成试验 将人类外周血淋巴细胞与绵羊红细胞混合置 4℃ 环境下，1～2 小时，外周血 T 淋巴细胞上绵羊红细胞受体（ER 即 CD2 分子）与绵羊红细胞上 CD58 分子特异性结合，显微镜下可见数个绵羊红细胞环绕 T 细胞，形似花结，即为 E 玫瑰花结。一个 E 玫瑰花结形成细胞即为一个 T 细胞，故 E 玫瑰花结试验可检测人外周血 T 细胞数量。正常人外周血中 E 玫瑰花结形成细胞占淋巴细胞总数的 60%～80%。

7. 淋巴细胞转化试验 用特异性抗原（如旧结核菌素 OT）刺激相应的特异性 T 细胞，或用丝裂原（如 PHA、Con A）非特异多克隆激活 T 细胞，使之增殖转化为淋巴母细胞，从而发生细胞形态改变、体积增大、胞质丰富，并能进行有丝分裂。T 细胞的转化程度和转化率可测定机体细胞免疫的功能。转化细胞的检测可用形态学检查，MTT 或 3HTdR 法。

8. 流式细胞术 借助荧光激活细胞分类仪对细胞进行快速鉴定分类的技术。其原理为：样品与经多种荧光素标记的抗体反应，通过接受不同波长的荧光素反射光，可同时分析细胞表面多个膜分子表达及其水平。该法可检测各类免疫细胞、细胞亚类及其比例。

【双语词汇】

agglutination reaction　凝集反应
coagglutination test　协同凝集试验
immunolabeling technique　免疫标记技术
precipitation reaction　沉淀反应
enzyme linked immunosorbent assay，ELISA　酶联免疫吸附试验
E rosette formong cell test　E 玫瑰花结形成试验
lymphocyte transformation test　淋巴细胞转化试验
flow cytometry（FCM）　流式细胞术

【习题与测试】

一、判断题（正确填"T"，错误填"F"。）

1. 免疫妊娠试验是凝集反应。（　　）
2. 沉淀反应的抗原是可溶性抗原或颗粒性抗原。（　　）
3. 硝基四唑氮蓝还原试验可检测中性粒细胞杀菌能力。（　　）
4. 测定人 B 细胞增殖或转化常用的刺激因子是 PHA。（　　）

5. 一个 T 细胞结合至少 3 个绵羊红细胞时判断为 E 花环阳性细胞。（　　）
6. 沉淀反应中抗原过量的现象称为前带现象。（　　）
7. 免疫荧光测定使用最广泛的荧光素为发出红色荧光的异硫氰酸荧光素（FITC）。（　　）
8. 抗原抗体反应最适宜的 pH 为 6～8。（　　）
9. SPA 协同凝集试验中的抗体类别是 IgM。（　　）
10. 流式细胞术可用于确定 T、B 细胞类型和比例。（　　）

二、单项选择题

（一）A1 型题

1. 既可以检测抗原也可以检测抗体的试验方法是
A. 单向免疫扩散　　　　B. 间接凝集抑制试验
C. 直接凝集试管法　　　D. 火箭电泳
E. 酶联免疫吸附试验
2. E 花环形成试验的原理是 SRBC 与 T 细胞上的哪种分子结合
A. CD1　B. CD2　C. CD3　D. CD4　E. CD8
3. 不可检测可溶性抗原的方法是
A. 间接凝集试验　　　　B. 反向间接凝集试验
C. 直接凝集试验　　　　D. ELISA 双抗体夹心法
E. 火箭电泳
4. 外周血 T 细胞的定量检测可用
A. 免疫荧光法　　　　　B. 淋巴细胞转化试验
C. E 玫瑰花结形成试验　D. 结核菌素试验
E. 肥达反应
5. 外周 B 淋巴细胞的定量检测可用
A. 淋巴细胞转化试验　　B. 免疫荧光法
C. E 玫瑰花结形成试验　D. PHA 皮试
E. CD4 单克隆抗体
6. 用细菌作载体颗粒的凝集试验是
A. 间接凝集试验　　　　B. 反向间接凝集试验
C. 间接凝集抑制试验　　D. 直接凝集试验
E. 协同凝集试验
7. 可定量检测抗原的沉淀反应是
A. 环状沉淀反应　　　　B. 双向免疫扩散
C. 单向免疫扩散　　　　D. 对流免疫电泳
E. 絮状沉淀反应
8. ELISA 中常用的酶是
A. 过氧化氢酶　　　　　B. 酸性磷酸酶
C. DNA 酶　　　　　　　D. RNA 酶
E. 辣根过氧化物酶
9. 检测非特异性细胞功能的常用体内试验是
A. PHA 皮试　　　　　　B. OT 皮试

C. PPD 皮试　　　　　D. E 花环形成试验

E. 肥达试验

10. 测定巨噬细胞的吞噬率和吞噬指数，常采用的方法是

A. NBT 还原试验　　　B. 杀菌试验

C. 斑蝥发泡法　　　　D. 趋化试验

E. 白色念珠菌吞噬试验

（二）A2 型题

1. 患者，男性，根据临床表现：发热，咳嗽，腹泻，消瘦，及血清 HIV 抗体筛查试验阳性，T 淋巴细胞亚群 CD4 计数明显下降，考虑为艾滋病，最终经哪一项检查确定了艾滋病的诊断

A. 免疫印迹试验　　　B. 便培养

C. 痰培养　　　　　　D. 胸 X 线片

E. T 细胞亚群计数

2. 患者，男性，45 岁，骨盆骨折住院。X 线检查发现多部位溶骨性病变。实验室检查：骨髓浆细胞占 25%，血沉 50mm/h，血红蛋白为 80g/L，尿本周蛋白阳性，血清蛋白电泳呈现 M 蛋白，血清免疫球蛋白含量 IgG 8g/L、IgA 12g/L、IgM 0.2g/L。目前最常用的鉴定 M 蛋白类型的方法为

A. 免疫固定电泳　　　B. 免疫扩散

C. ELISA　　　　　　D. 比浊法

E. 对流电泳

（三）B 型题

（1～3 题共用备选答案）

A. 免疫印迹法　　　　B. ELISA（夹心法）

C. 直接凝集试验　　　D. ELISA（间接法）

E. 免疫荧光技术

1. 可溶性抗原定量测定常用的方法是

2. 抗原定性或定位常用的方法是

3. 血型鉴定常用的方法

（4～6 题共用备选答案）

A. E 玫瑰花结形成试验 B. 流式细胞术

C. 溶血空斑试验　　　D. 淋巴细胞转化试验

E. 免疫比浊

4. 测定 T 细胞功能可用

5. 检测 B 细胞产生抗体的能力可用

6. 检测血清抗体含量的可用

三、多项选择题

1. 影响血清学反应的因素有

A. pH　　　　　　　　B. 温度

C. 抗原抗体比例　　　D. 电解质浓度

E. 无菌操作

2. 用于测定抗原和抗体的体外试验有

A. 凝集试验　　　　　B. 沉淀试验

C. 补体溶血试验　　　D. 中性粒细胞吞噬试验

E. T 细胞亚群测定

3. 用于测定特异性细胞免疫功能的试验有

A. PHA 诱导的淋巴细胞转化试验

B. T 细胞的亚群测定

C. E 玫瑰花结形成试验

D. 巨噬细胞吞噬试验

E. NK 细胞杀伤功能试验

4. 下列哪些单克隆抗体不能用于测定外周血 T 细胞数量和亚群的变化

A. CD1　B. CD2　C. CD3　D. CD4　E. CD5

5. 测定细胞免疫的皮肤试验有

A. PPD 试验　　　　　　B. PHA 皮试

C. 白色念珠菌皮试　　　D. PG 皮试

E. 动物免疫血清皮试

【参 考 答 案】

一、判断题

| 1. T | 2. F | 3. T | 4. F | 5. T |
| 6. F | 7. F | 8. T | 9. F | 10. T |

二、单项选择题

（一）A1 型题

| 1. E | 2. B | 3. C | 4. C | 5. B |
| 6. E | 7. C | 8. E | 9. A | 10. E |

（二）A2 型题

1. A　　2. A

（三）B 型题

| 1. B | 2. E | 3. C |
| 4. D | 5. C | 6. E |

三、多项选择题

| 1. ABCD | 2. ABC | 3. ABC |
| 4. AE | 5. ABC |

（张　燕）

第二十一章 免疫预防和治疗

【学习要求】

1. **掌握** 人工免疫的概念；人工主动免疫和被动免疫的概念及主要区别；

2. **熟悉** 人工免疫常用制剂；死疫苗和减毒活疫苗的区别；

3. **了解** 计划免疫的概念；新型疫苗及其发展。

【内容提要】

一、基本概念

1. **免疫预防（immunoprophylaxis）** 指通过人工输入抗原物质而刺激机体产生免疫效应物质，或直接输入免疫效应物质，从而特异性清除致病因子，达到预防疾病的目的。

2. **天然免疫（natural immunity）** 指机体感染病原体后建立的特异性免疫，也包括胎儿或新生儿经胎盘或乳汁从母体获得抗体。

3. **人工免疫（artificial immunity）** 即免疫预防，指采用人工方法，将疫苗、类毒素或含特异性抗体和细胞的免疫制剂接种人体，以增强宿主抗病能力。

4. **人工主动免疫接种（artificial active immunization）** 将疫苗和类毒素等抗原物质接种机体，诱导免疫系统产生特异性抗体和（或）致敏淋巴细胞，从而预防感染的措施。

5. **人工被动免疫接种（artificial passive immunization）** 给人体注射含特异性抗体的免疫血清或者细胞因子等制剂，使宿主迅速获得特异性免疫力，以治疗或紧急预防感染的措施。

6. **生物制品（biological product）** 用于人工免疫和免疫诊断的生物制剂的总称，包括疫苗、类毒素、抗毒素等以及用于免疫诊断的制剂如诊断菌液或血清等。

7. **死疫苗（dead vaccine）** 亦称灭活疫苗（inactivated vaccine），是用物理、化学方法将病原微生物杀死而制成的制剂，如狂犬疫苗、流行性乙型脑炎疫苗。

8. **减毒活疫苗（attenuated vaccine）** 又称活疫苗（live vaccine），是用无毒或弱毒的活病原微生物所制成，无毒性和致病性，但保留其免疫原性及在体内生长、繁殖的能力，如卡介苗、麻疹疫苗。

9. **类毒素（toxoid）** 细菌外毒素经 0.3%～0.4%甲醛溶液处理失去毒性而保留其免疫原性，此即类毒素，可诱导机体产生抗外毒素抗体（即抗毒素）。常用的类毒素有破伤风类毒素与白喉类毒素。

10. **亚单位疫苗（subunit vaccine）** 指去除病原体中与诱导保护性免疫无关，甚至有害的组分，仅应用其有效的免疫原成分制备疫苗。

11. **结合疫苗（conjugate vaccine）** 是将细菌荚膜多糖水解物或脂多糖与蛋白载体交联，使之成为 TD-Ag，可诱导机体产生记忆细胞和 IgG 类抗体，明显增强免疫保护效果。

12. **合成肽疫苗（synthetic peptide vaccine）** 借助实验和计算机预测，获得 B 细胞和 T 细胞识别的表位序列，据此设计和合成免疫原性多肽，进而制备合成肽疫苗。

13. **基因工程疫苗（genetically engineered vaccine）** 借助基因工程技术制备的疫苗，其可诱导有效保护性免疫，且不含感染性物质。

14. **重组蛋白疫苗（recombinant protein vaccine）** 指对编码有效免疫原的基因进行克隆，将其插入适当原核或真核表达载体并在宿主菌或真核细胞内大量表达。

15. **重组减毒活疫苗（recombinant attenuated live vaccine）** 指去除病原体（多为病毒）基因组中与毒力相关及与毒力回复突变相关的基因；将编码免疫原分子的基因插入减毒病原体载体基因组中，制备减毒活疫苗。

16. **核酸疫苗（nucleic acid vaccine）** 属于第三代疫苗，亦称基因疫苗，包括 DNA 疫苗和 RNA 疫苗。其原理为：将编码免疫原的目的基因插入细菌表达质粒，直接接种该重组质粒，后者在体内转染宿主细胞并表达目的抗原，通过诱导免疫保护应答而发挥效应。

17. **免疫治疗（immunotherapy）** 是借助免疫学手段或制剂，通过主动或被动免疫，使患者失衡的免疫系统恢复正常，从而达到治疗目的。免疫治疗包括特异性治疗、非特异性治疗、免疫重建或免疫替代疗法。

二、免疫预防

免疫预防见表 21-1，表 21-2，表 21-3。

表 21-1 特异性免疫的获得方式

免疫方式	自然免疫	人工免疫
主动免疫	经隐性感染或患传染病获得	接种疫苗、类毒素后产生
被动免疫	母体 IgG 经胎盘传给胎儿、婴儿从初乳获得母体 sIgA	注射抗毒素、丙种球蛋白或胎盘球蛋白、细胞因子等获得

表 21-2 人工主动免疫与人工被动免疫的比较

比较项目	人工主动免疫	人工被动免疫
免疫物质	抗原	抗体或细胞因子等
免疫力产生时间	较慢，2~4 周	快，立即
免疫力维持时间	较长，数月至数年	短，2~3 周
主要用途	预防	治疗或紧急预防
常用制剂	疫苗、类毒素	抗毒素、胎盘球蛋白、丙种球蛋白、CK、Mc-Ab

表 21-3 灭活疫苗与减毒活疫苗的区别

区别要点	灭活疫苗	减毒活疫苗
制剂	杀死的病原体	获得弱毒或无毒的病原体
接种剂量及次数	接种剂量大，接种 2~3 次	接种剂量小，接种多为 1 次
副作用	副作用较大	副作用较小
免疫效果	免疫效果较差，6 个月~2 年	免疫效果较好，3~5 年
细胞免疫效应	不产生	产生
稳定性	稳定，易保存，有效期约为 1 年	不稳定，难保存，4℃冰箱保存数周
常用疫苗	霍乱、伤寒、百日咳、斑疹伤寒钩端螺旋体病、流行性脑膜炎、狂犬病、甲型肝炎、流感及乙型脑炎等疫苗	卡介苗、鼠疫耶尔森菌低毒株、腮腺炎、麻疹、脊髓灰质炎、风疹、水痘、带状疱疹等疫苗

三、免疫治疗

免疫治疗常用制剂和主要生物应答制剂见表 21-4，表 21-5。

表 21-4 免疫治疗常用的制剂

治疗剂	免疫增强疗法	免疫抑制疗法
化学制剂	左旋咪唑、多核苷酸、乙丙肌苷、二乙二硫氨	烷化剂、抗代谢类药、皮质激素、亚黄酰吡啶、环磷酰胺、硫唑嘌呤
微生物制剂	卡介苗、胞壁酰二肽、短小棒状杆菌、二霉菌酸酯海藻糖、多糖类	环孢素（CsA）、抗生素类、他克莫司（FK-506）、麦考酚酸酯（MMF）、西罗莫司
免疫系统产物	骨髓细胞、胸腺素、免疫球蛋白、细胞因子、淋巴因子激活的杀伤细胞（LAK）、肿瘤浸润淋巴细胞（TIL）	抗淋巴细胞球蛋白（ALG）、多克隆抗体或单克隆抗体-毒素偶联物、细胞因子-毒素偶联物

续表

治疗剂	免疫增强疗法	免疫抑制疗法
其他	iRNA、中草药、胚胎肝、胸腺移植	射线照射，胸导管引流，血浆交换疗法，切除扁桃体、淋巴结、脾、胸腺

表 21-5　主要生物应答调节剂

种类	举例	主要作用
细菌产物	BCG、短小棒状杆菌、胞壁酰二肽、海藻糖二霉菌酸酯	活化巨噬细胞、NK 细胞
合成性分子	吡喃共聚物、马来酐二乙烯醚（MEV）、聚肌胞	诱导产生 IFN
细胞因子	IFN-α、IFN-β、IFN、IL-2	活化巨噬细胞、NK 细胞
激素	胸腺素、胸腺生成素	调节胸腺功能

【双语词汇】

immunoprophylaxis　免疫预防
artificial immunity　人工免疫
natural immunity　天然免疫
artificial active immunization　人工主动免疫接种
artificial passive immunization　人工被动免疫接种
vaccine　疫苗
inactivated vaccine　灭活疫苗
attenuated vaccine　减毒活疫苗
toxoid　类毒素
subunit vaccine　亚单位疫苗
conjugate vaccine　结合疫苗
synthetic peptide vaccine　合成肽疫苗
recombinant protein vaccine　重组蛋白疫苗
recombinant attenuated live vaccine　重组减毒活疫苗
oral vaccine of intransgenic plant　转基因植物口服疫苗
nucleic acid vaccine　核酸疫苗
immunotherapy　免疫治疗
active immunotherapy　主动免疫治疗
therapeutic vaccine　治疗性疫苗
tumor vaccine　肿瘤疫苗
passive immunotherapy　被动免疫治疗
antitoxin　抗毒素
placental gamma globulin　胎盘丙种球蛋白
plasma gamma globulin　人血浆丙种球蛋白
tumor infiltrating lymphocyte, TIL　肿瘤浸润淋巴细胞
lymphokine-activated killer cell, LAK　淋巴因子激活的杀伤细胞
bacillus Calmette-Guérin vaccine, BCG vaccine　卡介苗
recombinant vector vaccine　重组载体疫苗
recombinant antigen vaccine　重组抗原疫苗
humanized antibody　人源化抗体
genetic engineering antibody　基因工程抗体

【习题与测试】

一、判断题（正确填"T"，错误填"F"。）

1. 胎儿从母体获得 IgG 属于自然主动免疫。（　　）
2. 亚单位疫苗因去除了对人体有害的组分，保留了免疫原性的成分，因而比减毒活疫苗更为安全。（　　）
3. 在抗毒素使用过程中可能发生过敏反应。（　　）
4. 接种卡介苗属于人工被动免疫。（　　）
5. 根据有效免疫原的氨基酸序列，设计合成的免疫原性多肽称为合成肽疫苗。（　　）
6. 抗 CD20 可以靶向治疗 B 细胞淋巴瘤。（　　）
7. 注射破伤风抗毒素（TAT）的目的是对可疑或确诊的破伤风患者进行紧急预防或治疗。（　　）
8. 特异性免疫疗法包括：免疫毒素疗法、细胞因子疗法、抗毒素血清疗法、抗体导向化学疗法、细胞因子拮抗疗法。（　　）
9. 由编码病原体有效免疫原的基因与细菌质粒构建形成的重组体成为 DNA 疫苗。（　　）
10. 减毒活疫苗一般需要进行多次接种。（　　）

二、单项选择题

（一）A1 型题

1. 自然被动免疫的获得方式是
A. 隐性感染　　　　　B. 注射抗体
C. 注射抗原　　　　　D. 通过胎盘和乳汁
E. 患传染病

2. 自然主动免疫的获得方式
A. 隐性感染和患病　　B. 注射抗体
C. 注射疫苗　　　　　D. 通过胎盘和乳汁
E. 注射类毒素

3. 人工主动免疫的获得方式
A. 隐性感染　　　　　B. 注射抗体
C. 注射抗原　　　　　D. 通过胎盘和乳汁
E. 患传染病

4. 人工被动免疫的获得方式
A. 隐性感染　　　　　B. 注射抗体
C. 注射抗原　　　　　D. 通过胎盘和乳汁
E. 患传染病

5. 下列减毒活疫苗中除外
A. 麻疹疫苗　　　　　B. 脊髓灰质炎疫苗
C. 腮腺炎疫苗　　　　D. 卡介苗
E. 乙肝疫苗

6. 可以用于治疗移植排斥反应的免疫抑制剂是
A. 卡介苗　　　　　　B. 云芝多糖
C. 左旋咪唑　　　　　D. CD4 单克隆抗体
E. IL-2

7. 减毒活疫苗的优点不包括
A. 接种量小　　　　　B. 接种次数少
C. 易保存　　　　　　D. 类似隐性感染
E. 免疫维持时间长

8. 可用于抗毒素进行紧急预防或治疗的一组疾病是
A. 破伤风、流行性乙型脑炎、白喉
B. 肉毒中毒、霍乱、破伤风
C. 结核、气性坏疽、肉毒中毒
D. 白喉、伤寒、流行性脑脊髓膜炎
E. 气性坏疽、肉毒中毒、破伤风、白喉

9. 使用抗毒素的错误做法是
A. 可以作为免疫增强剂给儿童反复注射
B. 用前作过敏皮试
C. 脱敏注射可以用于对抗毒素过敏者
D. 早起足量应用
E. 既可以治疗也可以晋级预防

10. 常用作免疫增强剂的细菌是
A. 分枝杆菌　　　　　B. 短小棒状杆菌
C. 真菌　　　　　　　D. 革兰氏阴性肠道杆菌

E. 链球菌

（二）A2 型题

1. 某护士在给一位乙型肝炎病毒携带者注射时，不慎被病人用过的针头刺伤手指，为预防乙肝病毒感染，应首先采取的措施是
A. 注射抗生素　　　　B. 注射丙种球蛋白
C. 注射乙型肝炎疫苗　D. 注射 HBIg
E. 注射 α-干扰素

（三）B 型题

（1～3 题共用备选答案）
A. 抗 CD3 单克隆抗体
B. 抗肿瘤坏死因子抗体
C. β-干扰素
D. α-干扰素
E. EPO

1. 治疗多发性硬化症使用
2. 治疗贫血使用
3. 治疗类风湿性关节炎使用

（4～5 题共用备选答案）
A. 胎盘免疫球蛋白　　B. TAT
C. 卡介苗　　　　　　D. 静脉注射用免疫球蛋白
E. 血浆免疫球蛋白

4. 以上属于人工主动免疫的是
5. 对可疑或确诊的破伤风患者进行紧急预防或治疗可使用

三、多项选择题

1. 人工主动免疫的特点是
A. 1～4 周生效　　　　B. 免疫力持久
C. 注入后立即生效　　D. 使用疫苗
E. 使用抗毒素

2. 下列哪项为免疫增强剂
A. 卡介苗　　　　　　B. 左旋咪唑
C. 环磷酰胺　　　　　D. 磷脂壁酸
E. 硫唑嘌呤

3. 下列哪项为免疫抑制剂
A. 短小棒状杆菌　　　B. 免疫球蛋白
C. 环孢素　　　　　　D. 抗淋巴细胞血清
E. 肾上腺皮质激素

4. 关于死疫苗以下哪些是正确的
A. 接种次数少　　　　B. 接种剂量大
C. 易保存　　　　　　D. 免疫效果好
E. 常用于被动免疫

5. 下列哪些成分属于抗体
A. 抗生素　　B. 抗毒素　　C. 凝集素
D. 沉淀素　　E. 细菌素

【参考答案】

一、判断题

1. F　　2. T　　3. T　　4. F　　5. T

6. T　　7. T　　8. F　　9. T　　10. F

二、单项选择题

（一）**A1 型题**

1. D　　2. A　　3. C　　4. B　　5. E

6. D　　7. C　　8. E　　9. A　　10. B

（二）**A2 型题**

1. D

（三）**B 型题**

1. C　　2. E　　3. B　　4. C　　5. B

三、多项选择题

1. ABD　2. ABD　3. CDE　4. BC　5. BCD

（严　敏）